CARLOS ALBERTO OCHOA GÓMEZ

EL DOCTOR **SANA** QUE **SANA** COLITA DE **RANA**
UN MÉDICO QUE **SANA CON LA PALABRA**

Medellín, Julio de 2003

EL DOCTOR SANA QUE SANA COLITA DE RANA UN MÉDICO QUE SANA CON LA PALABRA

*Sólo para oír pasar el
viento vale la pena
haber nacido*

Poco se conoce sobre el doctor Jorge Alonso Gil Henao. Es mi propósito hacer un acercamiento, dar una luz de su hacer sanador, el que desarrolla con la palabra hablada, que junto con sus manos y su corazón, constituyen un testimonio de vida que rompe paradigmas. Luz que quiero hacer visible a través del presente texto.

CAPÍTULO PRIMERO

ACERCAMIENTO AL DOCTOR QUE SANA CON LA PALABRA

PALABRA

CURAR Y SANAR ES DIFERENTE

"El ser humano enferma porque se mueve en lo rígido, lo dogmático, lo esquemático. Piensa que el mundo sólo puede ser como él quiere que sea y no se ha dado cuenta que la vida no es como él quiere sino como es. En mis talleres, por ejemplo, intento rescatar el sentido del humor, ya que quien toma la vida tan en serio, como mínimo tendrá un tumor. Se trata simplemente de descubrir que nuestro paso por este planeta es una gozada y lo menos que podemos hacer es recorrerlo cantando, danzando y gozando... Si **la humanidad está enferma es porque vive en un eterno combate**, porque convierte la vida en una acción reaccionaria, porque siempre está "luchando" por mejorar algo. Si se quiere estar sano no hay que ofrecer resistencia a la vida, hay que reírse y comenzar a burlarse de uno mismo"[1]

Mientras acaricia su barba canosa y la lleva a su boca, un hombre que no recurre a los adjetivos calificativos para su oficio, comienza alguno de sus talleres así:

- A ver, ¿quién trajo un chiste?

Si nadie habla, él escoge al "voluntario", por ejemplo:

- A ver, Hernando de Jesús.
- Resulta que la mamá va donde el médico y le dice, "¿Doctor qué hago que mi hijo se come las uñas?", "muy sencillo señora" responde el doctor, "sáquele los dientes".

Sentados en colchonetas esparcidas en el piso, formando un rectángulo, él toma lista con un propósito de sabiduría: pronuncia su nombre y apellidos completos e invita en orden, por la izquierda o por la derecha, a que el resto de los asistentes hagan lo mismo.

- Desde que nacemos estamos relacionándonos con otros - explica-. Primero esa relación se da con los padres, puesto que el ser humano no es independiente, tampoco dependiente, **ES INTERDEPENDIENTE.** Vive en un mundo de inter- relaciones con el clima, el sol, los sentidos... y de

---

[1] Jorge Alonso Gil Henao. El Arte de Hacer el Ridículo. Séptimo Seminario Internacional de la Sociedad Hispanoamericana de Acupuntura. España, 1998.

acuerdo con esa relación interpreta la vida.

Entre tantas relaciones es evidente que, para poder encarnar en este plano, necesita de unos intermediarios: sus padres. Padres que han sido escogidos por él desde antes de ser concebido. Seres que le servirán de custodios e intermediarios útiles, para que se desarrolle espiritualmente en este planeta.

Es cualidad humana dar nombres a las cosas e interpretarlas. En esa interpretación que hace del mundo, cuando este ser está adulto, cree que sus padres son el objeto y el referente de sus traumas. No es extraño en el ámbito médico, por ejemplo, escuchar cantidad de pacientes que consultan tratando de "resolver el trauma de su nacimiento", generado por su relación con el padre o la madre.

Vistas así las cosas, pareciera ser que todos los seres humanos estamos traumados, traumatizados o bloqueados por nuestros gestores de vida. Para trascender esta interpretación, que nos hace víctimas de los padres, una técnica sanadora consiste en:

1. Asumir una posición de quietud y silencio meditativo con las manos abiertas y separadas.

2. Repetir en susurro los nombres completos y los dos primeros apellidos durante diez minutos.

3. Seguir repitiendo mentalmente los nombres y apellidos durante otros diez minutos.

Repetir el nombre o los nombres, ayuda a clarificar nuestro destino. Nos identifica en el quién soy, qué hacer y cómo hacerlo. El nombre de cada uno es un mantra sagrado. Esto significa que no debemos desplazarnos a otros lugares a buscar "nombres sagrados", porque los propios ya lo son, en tanto que el universo en su infinita sabiduría da a cada uno lo que le corresponde, en su justa medida, en el lugar que habita. Con seguridad, si también necesitas una planta para una bebida sanadora, estará muy cerca de tu espacio y no tendrás que importarla.

Otra técnica meditativa con el nombre se hace de la siguiente manera:

1. Cantar las consonantes del nombre.
2. Cantar las vocales.

Técnica que se puede realizar así:

Para saber **QUIÉN SOY YO,** con el nombre puedo hacer una meditación por diez minutos, repitiendo en orden las consonantes, por ejemplo, con Carlos Alberto (consonantes crlslbrt, crlslbrt...).

Así mismo, para trabajar **LA VITALIDAD Y EL CORAJE** que me van a dar la fuerza para cumplir con la misión encomendada, puedo con las vocales del nombre (aoaeo, aoaeo...) hacer una danza por cinco minutos.

Los apellidos cumplen la función de "relacionamiento", con el padre y con la madre, de reafirmarnos con el principio masculino y femenino, en asumir lo heredado en la tierra desde el punto de vista de la polaridad positiva o negativa.

Las meditaciones se pueden hacer en quietud como planteamos inicialmente o con movimiento, haciendo una meditación dinámica, convirtiéndose entonces en una danza sagrada, que consiste en mover cada uno su cuerpo de acuerdo con su ritmo interior.

En conclusión: el ser traumatizado o no, es una interpretación que se hace desde la ceguera espiritual. Tenemos los padres que necesitamos. Tenemos los padres que nos merecemos. Han sido elegidos por nosotros. Ellos hacen parte de nuestro camino espiritual. Individualmente lo único que tenemos hacia ellos, es una acción de GRACIAS, por habernos permitido conformar nuestro espíritu y desarrollar una misión, que está cubierta en el misterio, y que gracias a su mediación puede proyectarse en la vida, para nosotros ser aprendices y maestros de la luz, es decir, entrar en la sabiduría.

A la entrada del patio en el primer piso de la casa, que está al fondo del salón, un móvil cuelga del techo. Suenan seis tubos de aluminio. Un aire fresco envuelve a los asistentes, mientras el médico reitera el gesto de acariciar y llevarse la barba a la boca. Continúa con la palabra, su hacer sanador.

Así explica el origen de sus primeros brotes de insatisfacción con la medicina:

- En quinto semestre de medicina me da la primera crisis de estudiante. En ese entonces me preguntaba, para qué estudia uno tanto, ¿para recetar aspirinas?

¡Eso de estudiar para no resolver nada, no tiene sentido!

Recuerdo que uno iba con el médico de turno, a hacer ronda y no atendíamos al ser humano que tiene un nombre, sino, por ejemplo, al Lupus de la cama 38, ese señor era la enfermedad que aparecía en el libro, el mismo que cargaba uno debajo del brazo en el bus y que mostraba con mucho orgullo a los pasajeros, aunque estorbara.

También recuerdo que en Yarumal atendía a los pacientes "cocos", aquellos que los colegas rechazaban, porque siempre consultaban por lo mismo y se volvían molestos. Yo hablaba con ellos y eso era suficiente para que se mejoraran; pero como "un buen médico es el que manda muchos remedios", entonces les recetaba una vitamina, con un nombre comercial rimbombante para calmar su ansiedad por la medicación[2].

El médico dice que, desde aquí empezó a ver cómo tenía que tomar una actitud diferente frente al paciente y la misma medicina, aunque en esos momentos no lo veía muy claro. Como si hubiera tras de ello, una intención de búsqueda y tal vez de intuición, pensando en otras vías de solución. La medicina tenía algunos elementos que le podían dar esa respuesta, pero había algo más, puesto que percibió que la sola receta no curaba.

Y aclara:

- Un médico que trate desde el poder, aún tenga el remedio acertado, no cura.

A los médicos no se nos puede olvidar que vivimos en una cultura oral, una cultura de la palabra. Lo más importante es el diálogo con los pacientes. Es que no se puede ser rígido, con un ser que busca precisamente su sanación, y quien es a fin de cuentas el que decide hacerlo. Como sanador, simplemente lo acompaño. No puedo dejarme llevar por la soberbia del conocimiento del libro o por ejemplo, de las enseñanzas del profesor de patología.

Además añade, "todos los profesionales tienen un lenguaje y cada lenguaje se convierte en un lenguaje de poder". Y expresa, "un médico puede matar con una impresión diagnóstica, con un pronóstico dictado por el lenguaje del poder".

- Palabras como "No hay nada que hacer", "Le quedan seis

---

[2] El doctor Gil aclara que ahora no utiliza este procedimiento, porque hay que hacer entrar al paciente en otro grado de conciencia y resolver su problema de ansiedad desde el origen.

meses de vida", "Está usted desahuciado", "Llévenselo para que se muera en la casa"... eso es terrorismo.

¿Qué poder humano puede precisar el tiempo vital de una experiencia humana?

Cada respiración, aunque sea jadeante es un tiempo útil para el paciente, un tiempo de enseñanza y de aprendizaje. Morir es un acto culmen de sanación. La muerte es vida, con lo cual siempre estoy ayudando a vivir y no puedo convertirme en el arrogante del poder que combate la muerte. Nos mienten con el "comprobado científicamente". Las investigaciones son manipulables y manipuladas, obedecen a intereses políticos y económicos predeterminados. Lo único comprobado científicamente, aún por el más burdo analfabeta, es que en este planeta no nos quedamos, que nuestro paso es transitorio, y, que CADA UNO SE MUERE COMO SE DEBE MORIR, con lo cual un médico debe convertirse en un acompañante de la vida. La vida en la muerte y la muerte en la vida. **Un acompañante,** como el médico, vive en el permanente asombro y en el inminente milagro solidario.

Simultáneamente del cuerpo del médico, salen dos voces: una de su pantalón... un timbre seguido de la voz mecánica, *"son las veinte horas, cero minutos".* Y otra, la de él, quien rítmicamente, sin alterar sus sanadoras palabras, prosigue:

- La medicina occidental y los profesionales formados en esta escuela, desconocen que el cuerpo es un centro de comunicaciones que no miente.

En Alemania existía un médico que con radiaciones trataba a los pacientes de cáncer, el doctor Hamer. Posteriormente, él y su esposa resultaron con sendos tumores. Investigó y se dio cuenta que a todos los pacientes les daba el cáncer por algo afectivo, gracias a que el hombre es una unidad interdependiente, en este caso entre la psique, el cerebro y los órganos del cuerpo. En su caso recordó que hacía unos meses había perdido a un hijo. Él desarrolló cáncer en los testículos por problemas con su paternidad y ella en el seno por problemas con su maternidad. No aceptaron la muerte de su hijo y empezaron a combatir; y el luchar da origen a la enfermedad. Hamer se dio cuenta de ello y postula su primera ley, que se llamó "ley férrea del cáncer", porque se cumple en el 100% de los casos, excepto en traumatismos, envenenamientos y enfermedades hereditarias. Esta ley dice más o menos así: "Todo shock síquico altamente traumático, hiperagudo, que te coge desprevenido y en aislamiento, produce una rotura del campo electrofisiológico de un área conectada al cerebro. Y a partir de ese momento, se lesiona el órgano que esa parte del cerebro rige". Con este hallazgo, él como oncólogo, radiólogo y siquiatra, cambió la forma de tratar a sus pacientes; ya no los irradiaría, los guiaría para que superaran el conflicto.

Apropósito, el doctor Gil agrega:

- Hasta hace unos 15 o 20 años, en medicina se hablaba de tres o cuatro enfermedades psicosomáticas. Hoy se puede afirmar, sin temor a equivocarnos, que el 100% de las enfermedades tienen su origen en la energía emocional. El cuerpo humano es receptor y emisor de diferentes tipos de energías.

¡Lo que el hombre no es capaz de resolver, el cuerpo lo resuelve. La enfermedad aparece, entonces, como una manera de resolver un conflicto!

Y como nos cuesta tanto adaptarnos a nuevas situaciones, y afrontar los cambios, rompiendo modelos y pautas de comportamiento, el cuerpo si lo hace, generando lo que llamamos comúnmente enfermedad. Tenemos aquí un elemento muy importante para considerar la enfermedad como un mecanismo de adaptabilidad.

Podríamos plantear por ejemplo, lo qué le puede suceder a una persona que convive con el miedo. Son muchas las posibilidades: enfermedades genitourinarias, enfermedades del riñón, de la vejiga, de los huesos, de la médula espinal, del cerebro, de los oídos y del cabello. Este es un planteamiento desde la filosofía tradicional China, que tiene un significado muy importante, puesto que sus apreciaciones son universales y superan los límites oriente-occidente . Es decir, siendo una medicina oriental, tiene un sentido universal. El hombre es movilizado por una energía, también llamada Ki o Chi, que dependiendo de cómo fluya, si se acelera o se retarda, si se bloquea o desbloquea, surge el concepto de sanación.

Curarse no es sanarse. La curación implica suprimir un síntoma. No importando el mecanismo. Se puede quitar un dolor con una medicación, un masaje, una aguja, un filtro, una imposición de manos... Se ha diluido el síntoma, más no lo qué lo ha causado. **La sanación implica romper un hábito mental, adecuarse con alegría a las nuevas situaciones. Sanarse es vivir "como Dios manda".** El que vive sano no combate. Vive cada proceso en el lenguaje de lo misterioso y de lo divino. Y cada "enfermedad" como una oportunidad para despertar a nuevos estados de conciencia, que le permitirán liberarse de los hábitos enfermizos de vivir. En la sanación se revoluciona el espíritu.

De un momento a otro el médico se levanta encima de la colchoneta. Todos se ponen de pie.

-Hagamos el Chi Kun de la Fe.

¿Alguien no lo sabe?

- Sí Doctor. Yo que soy nueva.

- Muy bien, vamos.

A medida que lo explica, lo va haciendo.

- Con la mano derecha extendida, ponemos el dedo pulgar izquierdo en la parte interna del codo de la mano derecha. Ahora moviendo la mano y haciendo una elipse en forma ovoide, flexionamos, empuñando la mano como si atrapáramos algo, y decimos: **LA FUERZA SANADORA DE LA FE.** Extendemos el brazo y abrimos la mano, diciendo: **TIENE LA NATURALEZA DE LA LUZ.** Desplazamos el dedo pulgar por todo el borde, hasta llevarlo al dedo meñique. Ahora ponemos la palma de la mano derecha sobre el dorso de la mano izquierda y los pulgares quedan mirando al centro del pecho. Decimos: **Y EN CONSECUENCIA PRODUCE EN QUIENES LA RICIBIMOS.** Descendemos y colocamos los dedos pulgares sobre el ombligo, decimos: **UNA ALQUIMIA EN NUESTRO SER.** Extendemos los brazos al frente, las palmas hacia arriba. Vamos inclinándonos y descendemos lentamente hasta el piso, diciendo: **QUE NOS DESPIERTA A LA OBEDIENCIA, A LA HUMILDAD, A LA DISPONIBILIDAD.** Ahora subimos brazos y cuerpo, las manos abiertas mirando hacia arriba, se van juntando en actitud orante sobre la cabeza: **Y A LA ORACIÓN.** Las manos se bajan y se entrelazan los dedos. Las palmas se cierran frente al ombligo produciendo un sonido: **HACIÉNDONOS SERES SOLIDARIOS.** Giramos las manos entrelazadas con las palmas hacia abajo, y decimos: **Y UNA REALIDAD INSONDABLE.** Soltamos los brazos y los llevamos abiertos hasta la altura de la cabeza: **ANTE EL AMOR.** Bajamos los brazos y ponemos suavemente cada mano sobre el hombro contrario. Esto se repite por tres veces...

Al finalizar el Chi Kun de la Fe, el doctor Gil Henao se sienta en posición seisa[3], e invita a asumir una posición corporal y mental de quietud y silencio.

- Unimos las manos en oración. Las subimos y con los pulgares señalando el entrecejo, sin tocarlo, fijamos la mirada allí. Con los ojos cerrados empecemos a contemplar la respiración.

Hace una breve pausa en sus palabras. Luego indica que, **orar en silencio es contemplar. Y contemplar es tener temple para no juzgar.**

Exteriormente todas las personas, incluyendo el médico, se quedan en silencio. Este puede ser el comienzo o el fin, de una terapia de sanación de alguno de los que está en la casa-taller-consultorio del doctor Jorge Alonso Gil Henao, que está ubicada al occidente de la ciudad de Medellín.

La fachada de la residencia está mirando al **ORIENTE,** que según la cábala de la palabra, que también enseña el médico, quiere decir **oriéntese, oriente. Guía.**

En el silencio de la contemplación, suena una palmada fuerte y seca. Súbitamente, los que permanecieron con los ojos cerrados, concentrados en el ejercicio de la oración, despiertan al mundo exterior.

A medida que él se levanta del piso, expresa, "se necesita una comisión de aseo de tres personas". No hay voluntarios. Entonces recurre a su palabra sanadora, para explicar la impecabilidad:

- Hombre, si no aprendemos a ser impecables en nuestras acciones, en todo lo que hacemos, no estamos en el arte de la vida. El arte de saber estar. Este salón nos está prestando un servicio y lo mínimo que podemos hacer por él, es dejarlo como lo encontramos.

---

3 Con las piernas replegadas bajo los muslos, los dedos gordos de ambos pies cruzados y los talones a cada lado de las nalgas.

¡Vaya! La vida nos da todo lo que necesitamos, pero eso no quiere decir que lo obtengamos gratuitamente.

A ver, comisión de aseo de tres personas para el salón y un baño.

- Doctor, yo.
- ¿Quién es yo?
- Angela de los Dolores.
- ¿Y quiénes más?
- Carlos Mario y Nelly.

El médico se dirige al lado derecho del salón, se ubica a la salida de la casa. El resto de las personas se ponen los zapatos y recogen sus pertenencias.

Uno a uno hacen fila para abrazarlo y despedirse, excepto dos personas que salen apresuradamente.

¡SI ENFERMAMOS, ES PORQUE PERDEMOS EL REFERENTE!

Faltan cinco minutos para las siete de la noche. Sentada en el pequeño escritorio de madera del consultorio, la secretaria está mirando a través del velo de la cortina, para abrir la puerta.

Todos los que deseen asistir a los talleres de siete a ocho y media, son bienvenidos[4]. Entra un grupo de tres personas que se saluda con Gloria Lucía. Frente a la puerta, en un sillón verde que da hacia las escalas de la casa, está sentada una pareja esperando que el doctor atienda a su hijo de siete años.

- ¡Buenas noches! Buenas noches. Buenas noches-
Una cadena de saludos interrumpe la conversación de los esposos.

- ¡Buenas noches! Contesta en coro la pareja.

Los recién llegados son llevados por Gloria Lucía, quien les indica que a un lado de la ventana y en el piso pueden poner los zapatos, y los bolsos en el perchero de la pared.

El salón está a media luz. Las dos lámparas de Bacarat, adosadas al rosetón blanco que hace juego con el resto de las molduras del techo, están apagadas. Las quince

---

[4] La asistencia es voluntaria: las actividades que el doctor Gil realiza en la casa-taller, son de intercambio de información, estudio y conocimiento. Por ello, siempre que tiene la oportunidad de hacerlo, aclara que "esto no es ninguna secta y no tiene ninguna connotación política, ni religiosa".

personas que están ahí, perciben el reflejo de la luz de la sala de espera del consultorio y de la cocina.

De una puerta en arco de madera, con vidrios esmerilados, sale el doctor con su pequeño paciente, quien le dice a sus padres: **"no me vuelvan a traer aquí, que este señor está más loco que yo"**. El doctor Gil se carcajea. Los padres hacen lo mismo. Se despiden del médico, pagan la consulta y se marchan.

La secretaria enciende la luz. La esposa del médico, Beatriz, baja por las escalas que llevan al salón-taller (embaldosado en granito de varios tonos de negro, gris y beige con fondo blanco), trae una revista. Toma la mano del médico y se sientan debajo del móvil, al lado del patio en una de las colchonetas, la más desteñida. Colchonetas, todas ellas fabricadas con espuma delgada, forradas en tela de punto, con colores vistosos a rayas horizontales, que se pueden doblar en cuatro cuerpos y atarse gracias a un cinturón delgado que pende en uno de los extremos, confeccionado con el mismo material de la tela.

Para continuar haciendo honor a los nombres, el doctor se presenta; "Jorge Alonso Gil Henao...". Y explica la intención de decir los nombres y apellidos completos. Luego pide a su esposa que lea un artículo de la revista que se titula "Mascotas", que se refiere a un negocio que mueve millones de dólares, el de los perros. Al terminar la lectura, el doctor pregunta a los talleristas, por qué creen que las personas tienen mascotas.

Ninguno contesta.

- Por que las personas -responde.- prefieren relacionarse más con los animales que con la gente que posee una estructura mental que no se ve, que es el ego.

Me relaciono con el que me conviene, el que no me cuestiona. **La relación con los otros es una lucha de egos** y como el perro no me dice nada, con él me relaciono mejor. Eso de, "el perro es el mejor amigo del hombre" es mentira, porque las mascotas me ahorran esa lucha de egos.

¡Cómo nos duele relacionarnos con los otros!, ¿cierto? En el escrito dice que el 78% de las personas que tienen mascotas, cuando llegan a casa, prefieren primero saludar al animal que a la familia.

Miren la trampa de los ecologistas, ellos están haciendo campañas para defender los animales y el medio ambiente, pero no entienden que para salvarlos, primero se debe salvar al hombre. Cómo es posible que vayan a una playa a salvar a miles de delfines que se salen del agua. ¡Ellos saben cuando se van a morir!, ¿para qué los devuelven al mar? Eso es absurdo. Porque **si se rescata al ser humano, él ya no contaminará.**

¿No será esa actitud un problema de inter-relación?

¿Por qué los ecologistas y los demás hombres, no gastan todos sus esfuerzos y dinero en rescatarse a sí mismos? **¡Ah!**

¿Esto que nos pasa, no será un juego de doble moral?

Para terminar con la reflexión de la lectura de las mascotas, podemos decir que éstas son un negocio y una buena excusa para no relacionarnos con otros. El que gusta de mascotas, es porque quizá no gusta de relacionarse con los de su misma especie.

Con las yemas de las manos, el doctor frota la parte de arriba de su cabeza. Luego pone el dedo medio derecho a la altura del entrecejo, mientras su mano izquierda sostiene el codo de la derecha.

Busca atrapar el tema del día y lo logra en cuestión de milésimas de segundo.

- Muchos son cristianos, y no sé lo creen, puesto que una cosa es lo que dicen y otra es lo que hacen. Como dice la canción, "Somos los peregrinos, que vamos hacia el cielo. Nuestra patria es el cielo. Nuestro destino no se halla aquí".

Sí tuviéramos en la vida un sólo referente, el cielo, y no varios, como la casa, el carro, el negocio, la moda, la familia... viviríamos diferente.

Levanta la mano derecha con la misma decisión con la que habla. Apunta el dedo índice al cielo. Vuelven a salir simultáneamente las dos voces del cuerpo del médico: la de una máquina en el bolsillo de su pantalón diciendo la hora: ***"son las veinte horas, cero minutos" y*** la de él, que es la palabra de su hacer sanador.

Sigue con el ritmo que traía.

- La guía es el cielo. Somos analfabetas celestes. Y con respecto a esto traigo una anécdota:

A mí consultorio vino en estos días una señora muy enferma, porque estaba tratando de resolver los problemas de sus hijos. Yo le dije, "tú no tienes fe". Me contestó, "¿Cómo así? ¡Yo como rezo y voy a misa!". Pues podrás rezar e ir a misa, le expresé, **pero los problemas de tus hijos no son tus problemas.** ¿Tú crees en Dios? Pues no lo parece. A ver ¿cómo dice el padre nuestro? "Hágase tu voluntad aquí en la tierra como en el cielo". Entonces deja de preocuparte. ¿No eres creyente?

Después de salir de consulta, volvió a decirme que había seguido la indicación, y que estaba mejor: me contó que a las amigas del costurero les había dicho que ella era "la sin fe", y les había relatado la historia de lo que le pasó en el consultorio.

Santa Teresa, por ejemplo, decía que el infierno está lleno de buenas intenciones. Y esto es verdad cuando se maneja una falsa bondad: "Señor, yo te pido que me gane la lotería, Señor yo te pido que me alivie, Señor yo te pido que endereces la vida de mi hijo...". **Y resulta que vivo rezando "hágase tu voluntad", a sabiendas que lo que quiero es que se haga la mía.**

Un olor a comida frita llega hasta el salón. Una persona comenta a su vecino, "¡Ay! Que hambre".

El médico prosigue con su alimento sanador, la palabra:

- La fe es moverse en lo que hay que moverse: hay lluvia, que llueva. Hay miseria, que haya miseria. Hay injusticia, que haya injusticia. Pero como la vida la volvemos una mentira y sólo queremos vivir lo que nos brinde satisfacción. Entonces ahí es donde nos enredamos. Y el que alimenta esa mentira, es el ego o mi "importaculismo". Sólo nos interesa lo que los demás puedan decirnos para alabarnos. Y mi moral es sólo la justificación de mis actos ante otros. Entonces al final no es Dios, o esa fuerza divina, o como la quieran llamar lo que me interesa. Lo que me importa es otra cosa.

A través de la pared lateral derecha, pintada color blanco hueso, se percibe la vibración y el sonido de un grifo abierto. En el salón, Marta Lucía comenta a Carlos Alberto, que las palabras del médico no le sirven a esa pared que padece de miedo, porque tiene una humedad. Mientras tanto "El Doctor sana que sana colita de rana" prosigue con su hacer sanador.

- La gente vive buscando diferentes puntos de referencia y por eso sufren: que no tengo pareja, sufro porque me quiero casar. Consigo la pareja, entonces sufro porque no tengo los muebles. Consigo los muebles y ahora sufro porque no tengo la casa propia. Tengo la casa propia y sufro porque no tengo el carro...

Por las circunstancias que atraviesa Colombia, sufrimos porque no tenemos país. Cada referente me genera angustia. En cambio, sí tuviéramos como referente el cielo, no sufriríamos.

¡Si enfermamos, es porque perdemos el referente!

Por eso en mi consultorio[5], tengo solamente como decoración, un cosmos, un círculo lleno de estrellas en el techo, que me recuerda que somos parte del cielo y estamos en Él. Esto además me recuerda mi origen.

Hombre, sí yo vivo la vida, pensando que el responsable de todo lo que me pasa, es esa fuerza que nos dirige, llámela Dios o como la quiera llamar, y no me preocupo por las circunstancias, **¡ah!** cómo cambiaría mi vida.

Hagan ustedes por veinticuatro horas el ensayo y notarán los resultados: qué me robaron, doy las gracias, porque esa fuerza divina, me mandó a alguien que tenía que enseñarme algo. Qué mi hijo es drogadicto, pues doy las gracias, porque esa fuerza divina, me envió a un ser que también tenía que enseñarme otra cosa. Qué me lastimé una parte de mi cuerpo, doy las gracias porque algo me están diciendo.

No ves que sí te está pasando algo, es que te están recordando que debes dar las gracias. Porque si me llega una **des-gracia**[6], es para que des las gracias.

El médico chasquea los dedos. Los hace sonar y luego exclama:

---

[5] En el garaje, al lado izquierdo de la entrada de su casa, está el consultorio. El techo y las paredes laterales, recrean el cielo azul nubado.

[6] Se refiere a la cábala de la palabra.

- ¿Se la pillaron?[7]

Dios es un artesano que está oculto en mis miedos y yo soy la piedra que él talla. Todo lo que me pasa: rabias, iras, miedos... son cincelazos divinos rompiendo mi ego. El último cincelazo lo recibo cuando hago "ggg", (cuando me muero), porque Dios acabó su escultura.

Y lo bueno y lo malo que nos pasa, son dos caras de la misma moneda: ¿cierto que yo no voy a una tienda y pago con la cara para que me devuelvan con el sello? La vida es una moneda con la cara y el sello impresas en ella. Ahí es cuando yo descubro, que esos cincelazos divinos son la creatividad. El cielo que está creando en mí. Y todo lo que creemos que es destrucción, es todo lo contrario, construcción. **Por qué no pensamos que ahí van a construir algo. Como cuando están demoliendo una casa e imaginamos que algo va a pasar ahí.**

Por ello Dios es el gran aniquilador del ego. Y no le pidas compasión. ¿Acaso un terremoto la tiene? Dios es implacable, es lo más aniquilador. Mira la Biblia, está llena de rigor.

Rompe la seriedad de la reflexión con un chiste.

- Eso me recuerda un tipo que estaba parado en una esquina, lanzando el dedo índice en todas las direcciones. Alguien le pregunta, "¿Usted qué hace?". Y él responde: "¿Yo? Tratando de sacarle un ojo a ese hijo de puta, a Dios, que dicen está en todas partes, por todas las que me ha hecho".

Ahora coloca el índice derecho en el entrecejo, abraza sus rodillas y pregunta, "¿Quién tiene miedo?, ¿A quién le da

---

[7] Expresión localista muy usada por el doctor Jorge Alonso Gil Henao, que quiere decir: captaron el mensaje.

miedo?..." Nadie le contesta.

-Al que tiene demasiada confianza en él mismo. ¡Claro! El miedo es confianza en uno mismo. Sí usted tiene voluntad humana, desconfía de esa fuerza divina que lo regula.

¿Han visto un mártir lleno de miedo porque lo van a matar? Está Feliz. Su vida depende de Dios y no del verdugo.

Si tengo miedo es porque todavía confío en mí. Por eso es tan difícil romper el ego. Así que la recomendación es, no confíes en ti, porque es tu ego el que te está hablando.

La esposa se levanta, se acerca por la espalda, lo abraza. Le murmura algo. Él la escucha y continúa.

- Bueno, como se podrán dar cuenta, cuando yo hablo cómo que se me olvida todo lo de afuera. No sabía que ya eran más de las ocho y media. Para terminar, hagamos el Chi Kun de la Fe. ¿Alguien no lo conoce?

Luego del Chi Kun de la Fe, todos se disponen a entrar en oración. Están en silencio, mientras en el exterior se escuchan varios sonidos de automóviles: unos más cercanos que otros, y un "ta, ta, ta" metálico que se produce por el roce de las llantas, en una de las juntas de dilatación del puente Pablo Peláez González, conocido como el puente de la 65, que cruza la Calle 33, y que en un solo sentido y en dirección de sur a norte, conduce a la Calle San Juan.

En el momento se escucha la palmada fuerte y seca que indica que terminó el momento de la oración. El médico se ubica en la puerta de su casa para despedir a los talleristas.

Un hombre de setenta kilos de peso, ojos color marrón, tez blanca, cabello obscuro a medio canar, nariz aguileña y 1,75 metros de estatura, se le acerca para despedirse (yo). El hombre está deprimido. El médico lo abraza, se empina, le besa el centro del pecho. Con el puño de la mano derecha, le da un golpe fuerte y seco en el mismo sitio del beso y le dice "¡Muy bien!".

El hombre, con el abrazo, siente la presencia de algo que no sabría identificar: su estado de ánimo empieza a cambiar. Y sí profundiza en lo que le sucede, podría iniciar un proceso de cambio de conciencia, que lo llevará a experimentar la autosanación, gracias a la guía del doctor Gil Henao, quien está recorriendo "El Camino del Artista de la Vida". Vía de la sabiduría, que el médico describe así:

No me voy a referir al artista o al ARTE establecido por una cultura que obliga a consumir o a seleccionar los artistas.

¡ARTE significa moverse adecuadamente!

EL HOMBRE desarrolla su artista sanador, cuando sabe estar en cada situación: ELARTE DE SABER ESTAR.

Es Arte, callar cuando hay que callar y hablar cuando hay que hablar. Es ARTE, avanzar en el tiempo justo para avanzar, o aquietarse en el momento adecuado y retirarse cuando corresponda y hacerlo con serena alegría. Es ARTE, decir la palabra justa, en el momento oportuno y actuar con rigor impecable en el tiempo justo, necesario y adecuado. Es ARTE, una lágrima en compasión amorosa, que despierta a la solidaridad. Es ARTE, una mirada sonriente que contempla con dulzura en el tiempo de la ternura.

Así mismo es ARTE, el curso de lo creativo del cielo que modifica y forma la naturaleza del ser, configurando su destino en la medida que lo va sometiendo a sus designios "caprichosos" y misteriosos. Es ARTE, asombrarse de lo elevado del cielo y embriagarse de su expresión amorosa hecha HUMANIDAD.

EL ARTISTA DE LA VIDA, es cada ser de humanidad que sabe estar adecuadamente, en cada circunstancia que la vida entreteje para estimular su destino. Este ARTISTA DE LA VIDA se mueve en la perseverancia, rompiendo los esquemas de tiempo y espacio. Y su tiempo es el tiempo de la duración. En su perseverancia los sucesos duran lo que deben durar.

El ARTISTA DE LA VIDA sabe ver con sabiduría, es decir, NO ENTRA EN COMBATE, no genera conflicto, no propicia la discordia. Por el contrario, en el curso sucesivo de los acontecimientos, se mueve en libertad, porque se sabe viajero de la luz y sólo puede VER la luz en la oscuridad, puesto que comprende que los momentos difíciles, son puertas que se abren para brindar una nueva oportunidad creativa.

Por ello, EL CAMINO ESPIRÍTUAL ES INDIVIDUAL Y NO COLECTIVO: EL DE JORGE ALONSO GIL HEANO ES DE JORGE ALONSO GIL HENAO Y NADIE LO VA A VIVIR POR ÉL.

Lo que yo viva, yo me lo tengo que creer.

Y es así como se puede recorrer un camino, EL DEL ARTISTA DE LA VIDA, que sabe estar en su ser ILUMINADO, que despertó a la creación del poder VOLITIVO, es decir, DE LA VOLUNTAD DIVINA.

EL ARTISTA DE LA VIDA se da por enterado de que el CIELO CREA, mientras él en su ARTE se RE-CREA.

EL VACÍO

Faltan tres minutos para las siete. En el salón están reunidas doce personas, incluidas el médico que está sentado en una colchoneta al pie de la ventana.

De su pantalón sale la voz de la máquina que dice ***"son las diecinueve horas, cero minutos".***

Para tomar lista y hacer honor al nombre, dirige su cabeza y manos a la persona que está a su derecha. La encuentra boca abajo y acostada. Le pide que se siente y diga su nombre y apellidos completos. Hacen todos lo mismo.

Enérgico, comienza a hablar del "Arte del saber estar".

- ¡Vaya!, uno se tiene que ubicar y despertar la alerta.

Si estoy en el estadio, no estoy orando. Se supone que hay dos equipos en contienda y que yo estoy allí disfrutando del juego, gritando emocionado y me comporto como un hincha del deporte. Pero en este mismo escenario, mientras los equipos juegan y los fanáticos gritan, yo no voy a estar en posición de meditación, mantralizando el OMMMMM, ¿cierto? Sí yo estoy en el estadio, yo estoy atento a lo que pasa: sí hay un gol me paro de donde estoy y grito, ¡Goool, Hijueputa!.

Lo mismo pasa si voy a un seminario, yo no llevo una colchoneta para dormir. Así mismo pasa si yo voy a una orgía, ¡Voy es a putiar!

Porque es que hay que estar muy atentos y despiertos para ubicarse. Así tampoco voy a ir a un velorio a gritar gol. Estamos desubicados y des identificados. Ahora las mujeres se comportan como hombres y los hombres como mujeres, convirtiéndose esto en un sancocho. No se sabe que presa agarrar. En la pareja el esposo es el esposo y no el amigo de su mujer. La esposa es la esposa y no la amiga de su marido. Una madre no puede ser amiga de sus hijas y los hijos no pueden ser amigos de sus padres. Cuando una mujer está soltera, su comportamiento es el de una mujer soltera. Y cuando se hace novia se comporta como novia. Y una vez casada se comporta como esposa. Cuando tiene un hijo se ubica como madre.

Es importante aprender a ubicarse. Saber dónde estamos y para qué estamos. Hasta para contar un chiste hay que estar ubicados. Saber si es el tiempo y el momento oportuno y no quedar como mosco en leche.

¡Se hace necesario rescatar la identidad del ser. No sabemos quienes somos, donde estamos y hacia donde vamos!

Hombre, soy un ser estelar, viajero de la luz, en camino de retorno. Viajero transitorio, peregrino de la existencia, turista de paso por el planeta tierra. Mendigo de amor, parásito de la vida, mantenido de la vida, polvo estelar.

Y no es que quiera echar cantaleta. Pero oye...

Dirige su cabeza hacia la persona que está a su lado, y dice: "Sí estamos aquí, no es para acostarnos". Ella se excusa, "qué pena doctor, pero es que la espalda la tengo cansada".

Él expresa que lo más fácil que hay para hacer quedar bien al ego, es justificarse. Añade, que una persona que esté agachada o en una postura que no es la adecuada, es porque no le gusta lo que está haciendo y es porque no está alerta. Luego recalca que para estar alerta se debe tener la columna recta. Y así estar dispuestos a permanecer receptivos. Explica un método que puede ayudar a despertar la conciencia de alerta, que es mantener SIEMPRE la columna vertebral recta y la respiración <u>siempre</u> abdominal, lenta, pausada y silenciosa. Y agrega:

- De esta forma, se amplifican los sentidos y se puede ver más allá de lo aparente. Además, para estar alerta, se hace imprescindible el paso del jaguar, que es como CAMINAR TODO EL TIEMPO sobre cáscaras de huevo sin romperlas.

Estar alerta significa que hay que reír cuando hay que reír, llorar cuando hay que llorar, gritar cuando hay que gritar y callar cuando hay que callar. Estar alerta es ser impecable con la palabra. Estar alerta es contemplar con mirada felina, no para premeditar sino para meditar en cada acto. Para estar alerta hay que despertar el arte del saber estar. Con lo cual surge el bien-estar, diluyéndose el mal-estar.

¡Hay que estar alerta con todos los sentidos! y así saber:

¿Qué pensabas cuando te golpeabas?, ¿Qué escuchabas cuando tosías?, ¿Qué mirabas cuando te enfadabas?, ¿Qué hueles cuando te deprimes?, ¿Qué labores te encantan y cuáles te desencantan?, ¿Qué tipo de canciones te gustan y cuáles te desagradan?, ¿Cuáles ambientes frecuentas y cuáles evitas?

¡El trabajar la atención consiste en darse cuenta!

Puede que inicialmente no cambie nada, ¡Pero te has dado cuenta! Y darse cuenta ya es demasiado. Se comenzarán a gestar nuevos estilos de vida, y desde el inconsciente saltarán nuevos propósitos, y nuevas intenciones. Comenzarás a renunciar sin que te haga falta. No es una renuncia obligada, simplemente cambias de nivel. Y sí antes, por poner un ejemplo, te gustaban las discotecas, sin que te lo hayas propuesto, dejan de gustarte. Antes eras un callejero y de pronto sin saber por qué, no quieres salir de tu hogar y miles de cosas por el estilo.

Se pone de pie, las manos en la cintura. Explica que el hacer de todos los seres humanos está reflejado en los riñones:

- En el agua está mi origen, mi identidad, mi firmeza, mi responsabilidad, la voluntad divina y la sabiduría. En el agua se manejan los temores, la cautela y la precaución. El agua es la esencia que en su vaporización, a través de la alquimia, nos despierta el sentido de la inmortalidad y la comprensión de la eternidad. Y la alquimia del agua se hace con el fuego. El fuego se moviliza a través de la respiración. Con la respiración en el bajo vientre, con una leve retención después de la inspiración y una exhalación prolongada puedo viajar al origen de mí mismo, recuperar mi identidad, saber quién soy, y saber qué hilos sutiles me mueven.

Si tengo identidad y recupero mi quién soy, mi existencia cambia de rumbo. Mis actos serán impecables, y la alerta en el saber estar se volverá un hábito de vida, con lo cual se diluye el esfuerzo y el sacrificio.

Pregunta a los asistentes sí recuerdan cuál es la patología del agua. "Los miedos", responde Aída. Quien a la vez pregunta:

- ¿Pero por qué decías la vez pasada, que Dios estaba en los miedos?

- Hombre -contesta el doctor-. Porque si se la pillaron, si uno tiene claro su saber estar, estar ubicado en su hacer, tiene identidad propia... sabe qué le guía y qué le mueve, vive en la conciencia del no esfuerzo y se da por enterado que no hay que sacrificarse. Y así el miedo no aparece ni en pensamientos.

El miedo surge cuando me siento protagonista de la historia. Cuando convierto la voluntad divina en voluntad humana. El miedo aparece cuando confío en mí mismo, con lo cual no hay confianza en el principio de divinidad.

En el agua está el origen y el principio creador. Si entonces, yo suplanto al creador y creo que puedo crear, puedo sentirme incapaz de asumir tal responsabilidad. Con lo cual me lleno de miedo por haber confiado en lo humano.

¡En el agua están todas las posibilidades, y las posibilidades son inagotables y misteriosas!

La razón humana se llena de razones y se cubre de miedo ante lo desconocido, lo inabordable y lo insuperable. La creación sólo puede surgir desde la nada. Si no estoy vacío de mí mismo y me hago voluntarioso, me comportaré entonces de manera rígida y dura, puesto que sólo tiene validez mi opinión y mi creencia.

Tenemos miedo a conocer y a que nos hagan saber que existen otros mundos diferentes al que tenemos soñado. Y cada individuo es un sueño erótico.

Por ello, sí aprendemos a trascender la indecisión, la irresponsabilidad y todo aquello que nos paraliza a través del miedo, saltamos de la rigidez al movimiento y a la flexibilidad. Y por eso el símbolo de la flexibilidad es el bambú. Porque adentro es vacío. Tiene la capacidad de ser hueco y de no quebrarse por más fuerte que sea el viento. Pero ¿por qué les digo esto?

Hombre, porque somos inflexibles ante la ira que nos vuelve violentos, y lo peor de todo, soberbios ante el otro que no actuó como queríamos. Y esto nos puede llevar a agredirlo. De ahí lo importante de no juzgar. Cuando yo entro a juzgar al otro, me equivoco. Y la única manera de no juzgar, es estar vacíos, como dije, como el bambú.

El Doctor sana que sana colita de rana, habla de un elemento clave que se desprende del vacío, es **la compasión.** Y expresa algo acerca de eso:

- Según la cábala de la palabra, es ir al **compás** del otro, es acompañar al otro. En el caso de mi relación con el otro, eso no quiere decir que me deba meter en su camino. Hay que respetarle su vivencia.

Si por ejemplo viene un amigo a que lo escuches. Tú lo haces desde el corazón. Pero no le vas a decir, "Déjate de tonterías, tú te preocupas por nada". Ahí no lo estás escuchando desde el corazón. Para ese ser, ese dolor de la uña, por ejemplo, le puede parecer lo más horrible del mundo. Así mismo, para ese ser, la mirada de su jefe puede parecerle una masacre. Y para uno puede ser una tontería. Pero esa es tu opinión.

¡No juzgues! La palabra sincera no tiene ego, escucha. Escuchar es no tener opinión de lo que el otro piensa; uno siempre actúa para cambiar al otro. Pero lo que debe hacerse, es motivar a otras posibilidades.

¡Cuando uno acompaña en compasión amorosa, no tiene opinión!

Yo escucho lo que te pasa. Entonces, vas al paso de lo que el otro tiene que vivir. Y si pide mi opinión, uno habla desde el corazón, uno habla desde la sinceridad y no desde su opinión. Por ejemplo, Alba Lucía llega y se sube al sillón de la sala de espera del consultorio, entonces yo le digo fingidamente, "Te gusta bailar sobre el mueble, te pongo musiquita". Y no le llamó la atención, porque pienso, "qué va a pensar de mí, es la primera vez que viene y hay que dejar que se sienta bien". En cambio, en compasión amorosa, yo le puedo decir que en la casa de ella se puede hacer eso, pero aquí no. "¿Está claro, Alba

Lucía?". Y ya.

Lo mismo sí tengo un hijo drogadicto, yo como mamá o papá lo tomo, lo abrazo y le digo, "Hijo entiendo tu camino, no voy a interferir en él. Te pido que te vayas para la calle y aquí no vuelvas porque ese no es mi problema". Eso es compasión amorosa, porque el amor es intolerante. Yo como mamá o papá te escucho desde el corazón, pero no voy a sufrir por algo que no es mi problema. Y esto está claro, es tu problema. No el mío. Asúmelo y no me involucres, puesto que nos acostumbramos a sufrir por problemas que no son de nosotros

Aclara que la palabra sufrimiento, quiere decir que, al **sufrir-miento.** Y explica.

- Los seres humanos estamos acostumbrados a actuar desde la razón y enfrentamos los problemas con la cabeza, y no los afrontamos desde el corazón. Y por ponernos a pensar en que, pobrecito mi hijo, mi mamá, el que sea...entonces le acabamos de enredar la vida al enredado y nos la enredamos nosotros. Por eso actuar desde el corazón es tan difícil, porque eso al principio **duele.**

Eso de ser sinceros, ¿cierto qué no nos gusta?, ¡Cuando hay sinceridad, hay dolor!

Esto del corazón no tiene explicación sí la buscamos desde la razón.

En mi caso como terapeuta, un paciente llega a mi consultorio, y yo lo trato desde lo que me diga el corazón: lo que en ese momento se me ocurra y no le pongo la cabeza. Y lo increíble de todo esto, es que funciona.

Hay personas que se molestan conmigo porque no les hago lo que quieren, o se molestan por lo que les digo. ¡Entonces que no vuelvan¡ En este caso yo podría pensar que se me va a perder un dinero. Y entonces, ¿por ese motivo, no voy a decirle al paciente lo que siento?... ¡No!

Y en este hacer hay otros a quienes no les digo nada. Y también se enojan porque lo que les gusta es que les eche cantaleta. Pero eso no me importa, puesto que yo hago lo que siento.

Eso es actuar desde el corazón, es actuar desde la sinceridad.

¡Y sinceridad es cuando estoy vacío de mí!

Hay veces que uno siente que debe hablarle al paciente, otras que debe quedarse callado, otras que debe tocarle el tambor, o hacerle un masaje.

¿De dónde me salió eso?...

La voz mecánica se escucha: ***"son las veinte horas, cero minutos".***

- ¡ah! Desde el corazón. No hay explicación. El corazón no tiene razones: es sincero. Pero por mantener la apariencia, viene el engaño.

El médico explica que una patología que se desprende de un mal funcionamiento de la sinceridad, es la mentira. Por eso, aclara, que las ideologías y los preconceptos, condicionan la sinceridad.

En esas, una persona pregunta qué sí la sinceridad y la verdad son lo mismo. Para explicarle, habla que la verdad tiene que ver con el **sin- ser,** con la sinceridad, que es estar vacío de opinión. Y que esa relación verdad-sinceridad está en ese sentido del vacío, vacío como el bambú, imagen de la flexibilidad.

- Ustedes lo ven por fuera, duro, firme, rígido.

Pregunta de qué está lleno el bambú. Los talleristas responden que de viento. Continua con la explicación.

   - Precisamente eso, el viento, es lo que lo hace ser flexible. Si yo soy como el bambú por dentro, todo lo que me digan no me importa: que tú eres muy buena gente, ¡sí!, que tú eres un hijo de puta, ¡sí! Porque yo soy bambú. Por qué sí yo estoy lleno de mí, no puedo ser flexible.

   ¿Se dan cuenta de lo importante de que es ser bambú? Esa imagen es preciosa. **Uno sufre porque está lleno por dentro:** "Mira lo que el jefe me dijo", "mira lo que mi mamá me dijo". O estás lleno de la estética cultural: "90, 60, 90", cuando la amiga te dice que estás gorda y la insultas: " ¿Es que te crees muy flaca o qué?". Y empieza la pelea porque estoy lleno de mi opinión. Por eso, si actuamos desde la sinceridad, no debemos preocuparnos de la opinión.

El médico pide a los talleristas el favor de que antes de entrar en el Chi Kun de la Fe y en aras de aplicar la impecabilidad en el hacer, no les de por entrar al baño. Para reforzar lo que dice, a continuación cuenta la historia de lo que sucedió en un templo Budista.

   - Resulta que unos monjes estaban meditando. En ese momento entró un ladrón a robarse un jarrón. Uno de los discípulos se paró, agarró el ladrón y se lo llevó al Maestro, junto con lo robado. El Maestro le entregó el jarrón al ladrón y le pidió que se fuera, mientras a su discípulo le llamó la atención sobre su comportamiento y le dijo que volviera a su hacer: meditar.

El doctor termina diciendo: deben aprender a concentrarse en lo que están haciendo, puesto que no están aplicando la teoría a la práctica.

Al finalizar todos se despiden de él, menos la persona a quien él llamó la atención al principiar la sesión.

EL HUMOR COMO TERAPIA DE SANACIÓN

Del Tumor al humor con Amor

Tumor: la mayoría de los cánceres se deben en realidad a conflictos biológicos originados por shocks emocionales traumáticos inesperados que se viven en soledad y aislamiento.

¿Acaso el cuerpo se ha acostumbrado a la anormalidad en el plano de las pautas y actitudes de pensamiento, que ya no reconoce la diferencia, cuando esas pautas mentales se convierten en malignas?

El cáncer parece ser consecuencia de muchos años de conflicto, culpabilidad, dolor, aflicción, rencor, confusión o tensiones internas que envuelven aspectos profundamente personales. Está vinculado a sentimientos de desesperación, inadecuación y auto rechazo. Es como un suicidio aceptable. Los resentimientos se nutren del propio cuerpo. A veces existen personas muy afectivas, solidarias y amables que reprimen simultáneamente sentimientos personales, que son muy sufridas y con escaso sentido del amor propio. Estas personas son candidatas para desarrollar un cáncer.

Humor: los humores han de esparcirse como vapores luminosos, dándole una nota de buen humor a la vida, incluso como mecanismos de supervivencia. Despertar la risa y la sonrisa dándonos cuenta de que la vida por si misma es motivo de alegría. Necesitamos más carcajadas y menos rostros serios y enfermos. Los serios están enfermos y muertos llenando los cementerios. Los que ríen están vivos, resucitados y están poblando el universo de inmortales.

AMOR: hay que mantener la fogata encendida, la hoguera no puede extinguirse. Nuestra tarea como humanidad consiste en ARMONIZAR, EMBELLECER Y ALENTAR.

En una carcajada podemos entrar en el estado de NO MENTE, vacuidad absoluta, vacío de si mismo y encontrar a Dios. Sólo vacíos de nosotros mismos en la ignorancia absoluta del misterio, el AMOR se nos puede revelar. Y el ser REVELADO, REVELA su destino y no se rebela ante su hacer.

El ser REVELADO se da cuenta que él es una creación de amor del universo. El ser REVELADO se da cuenta que él es una GRACIA VIVIENTE DEAMOR[8].

Son las siete de la noche. El doctor Gil está abriendo las **PUERTAS ALADAS** de su consultorio, aquellas por donde hace media hora entró con él un paciente triste que ahora sale sonriendo. El médico se despide con un abrazo. Levanta las manos a la altura del pecho, se dirige para el salón, choca con el muro, donde está la cartelera de corcho, que anuncia la programación del mes. Marta Lucía, quien está de frente mirándolo, codea a Carlos Alberto y le dice, "Viste que nunca se tropieza con la vaca", alcancía de barro que está en el piso, en la parte lateral del muro, y que también por un propósito de sabiduría y por "orden" del médico, sólo puede recibir voluntariamente monedas de a quinientos pesos. Sólo han visto a Hernando de Jesús echarle una moneda. Luego hace

---

[8] Jorge Alonso Gil Henao.

honor al nombre. Pregunta por los chistes del día.

Wbeimar cuenta el del señor que estaba en una cafetería tomándose un café caliente: el señor mete la tostada al pocillo y ésta se absorbe todo el líquido. Luego llama al mesero y le dice que por favor le traiga otro café, y a la tostadita, lo que pida.

Marta Lucía cuenta el de la piña colada que fue a una fiesta y la sacaron. Y Carlos Alberto, el del señor que se subió a un ascensor y rozó el pecho de una señora con su codo. El tipo apenado le dice: "Sí su corazón es así de suave como sus senos, yo sé que usted me sabrá disculpar". A lo que la señora le responde: "Usted también sabrá perdonarme, porque sí su pene es así de tieso y de duro como su codo, lo espero en el 402".

El médico dice que el mejor masaje energético es el HUMOR. Luego acaricia y lleva su barba canosa a la boca. En posición de seisa inicia el taller.

   - Uno para llegar a un estado de no-juicio, debe vaciarse. Es decir, debe llegar a un ESTADO DE NO-MENTE. Y para llegar a un Estado de no-mente, puede tomar la vía de la risa.

Explica que tiene una propuesta de tratamiento, que es utilizar la risa como terapia de sanación por siete minutos durante siete días. Pide que hagan el ensayo para ver qué pasa.

De risa se revuelca en la colchoneta, mientras por casualidad, Beatriz, su esposa, pasa con dos trapeadoras, una escoba y un recogedor azul claro.

   - Ju, ju, ju, ju. Jua, jua, jua, jua, jua. Ju, ju, ju.

Vuelve a su posición de seisa. Prosigue con la palabra sanadora, acariciándose la barba.

   - Para uno reírse no se necesita motivo especial. ¡Estoy

respirando!, ¡Jua, jua, jua!. ¡Qué estoy casado!, ¡Jua, jua, jua!. Y sí los mandan donde el siquiatra, digan que se están riendo de mentiritas.

Habla que todo acto terapéutico se convierte en sanador a medida que cada uno toma conciencia de lo que es. Además agrega:

- Esto de la **RISA** es tan **MÁGICO,** que hagan ustedes el ensayo de ponerse de frente a otra persona y mírenla seriamente. Háganlo por varios minutos y verán lo que pasa: **SE- RÍO.**

Francisca de Paula pregunta al médico, "¿Por qué se hace tan poco por la risa?". Ella misma contesta que es por falta de líderes. El médico sin juzgar su respuesta habla desde su hacer sanador:

-Es muy sencillo: como estamos en una sociedad donde tenemos que estar bien serios, para que nos consideren como unos interlocutores válidos, entonces hacemos las cosas bien difíciles. Movemos 68 músculos para estar aburridos y serios, en vez de hacer lo más fácil que es reírnos y mover tres.

¡El hombre sufre de una enfermedad que se llama "Importaculismo Personal"!

Entonces necesitamos competir para ser los primeros. Si no eres alguien importante, nadie te presta atención.

¡No nos permitimos ser naturales! Y la mejor manera de llamar la atención, es enfermándonos. Los amigos que nunca te visitan, te llevan un ramo bien grande de flores. Tus hijos que nunca se acuerdan de darte un detalle, te acompañan en el hospital. Tu señora te da el caldito en la boca, te besa y te dice, "¡Mi amor, ojalá té alivies!".

Entonces la enfermedad es una buena ganancia. En

sicología esto tiene un nombre: "Ganancia secundaria o neurosis de renta".

¡Claro! Saben que me enfermé, me corren y pienso: ¡YO NO SABÍA QUE ERA TAN IMPORTANTE! Pero mientras llamo la atención, no puedo sonreír.

En la calle se escucha el ladrido de un perro, que parece muy molesto. El doctor dirige la mirada al cielo, como queriendo dar las gracias por la ayudita, mientras prosigue con su hacer sanador.

- ¡SÓLO RÍE EL QUE ES NATURAL: EL NIÑO! Y con ojos de
adultos lo miramos cuando juega y sonríe. Llega el papá bien serio,
¿Estás jugando bien rico? Vení yo te castigo.

¡Uno deja de reír cuando se adultera!, es decir, se hace adulto. Pensarán que es cierto que uno no puede regañar a los hijos muerto de la risa, porque no me creen. ¿Por qué no hacemos el ensayo y los regañamos riéndonos, para que vean el cambio?

El doctor pone cara de sorprendido, como si fuera un niño a quien acaban de regañar.

- ¿Cierto que no me lo creo?

Sí el niño llega a decirle al papá que perdió el año, ¿El papá por qué no se puede reír? "Jua, jua, jua "¿Perdiste el año? Jua, jua, jua". El niño no se lo puede creer.

¡Esto es un camino de locos: el que ríe no piensa!

A mi consultorio llega un paciente quejándose, enfermo de la rodilla: yo le hablo al dolor como a un niño, "¡Hay, poblecita!". Entonces el paciente me reclama que es en serio. Yo le beso la otra rodilla y le digo, "¡A, gu gu, gu!". Y complemento, "Esto también es en serio". Actitud que saca al paciente de su rigidez mental y lo entra en otra dinámica, aunque sea por poco tiempo. ¡Claro! Porque se siente avergonzado.

Les cuento el caso de una paciente, que entra de caminador al consultorio, porque esa es la forma de manipular a su esposo e hijos. Cuando llega aquí se ríe un rato, se le olvida el caminador. Apenas ve al esposo que la está esperando a la salida de consulta, se acuerda y se devuelve por él, "¡Verdad, el caminador!".

¿Cuántas veces nos enfermamos para que nos den un abrazo o una sonrisa?

Yo era de las personas que visitaba a los amigos y familiares, sólo cuando estaban enfermos. Ahora le dije a Beatriz que los visitáramos aliviados.

¿Por qué tenemos que hacer la vida más difícil?, !Hombre, podemos reír en la ducha o tomándonos un café!

¡Es que no me lo puedo creer! ¡Esto es un milagro! Siento el agua, tengo gusto y olfato: jua, jua, jua.

Esto es darse cuenta del detalle: "El vestido, qué bonito ¡Veo!". Suena el despertador. En vez de decir "!Que pereza!" por qué no digo, "¡Tengo oídos!" Jua, jua, jua.

Simultáneamente con la voz del médico, suenan *"las veinte horas, cero minutos" y* la de él que vuelve a dirigir la mirada al cielo, mientras habla.

- Sí uno vive con esos asombros, uno termina como un idiota sacralizado. Jua, jua, jua. Pero como tenemos que ser jefes, papás, rectores, todos ellos muy importantes. Entonces tenemos que vivir deteriorados.

Una persona, llama la atención del médico.

- A ver, quién habla.
- Yo doctor Giralda, Francisco.

El médico sonríe. En ese momento no le aclara su confusión con el apellido Gil.

- ¡A ver Francisco!
- Es como el presidente Uribe, que dicen que va a resolver todos los problemas del país. Y no va a servir para nada.

Con la tranquilidad que lo caracteriza, acariciando y llevándose la barba a la boca, el médico le aclara:

Eso es lo de menos. Cada cuatro años al presidente se le acusa de ser malo. Ahí lo que se cambia es de apellido: Pastrana, Samper, Gaviria, Betancur... También ellos fueron catalogados por mucha gente como malos presidentes.

Mire Francisco, el camino espiritual es individual y no colectivo. Estamos buscando afuera el responsable de lo que nos pasa. Cuando criticamos al corrupto o al terrorista, por qué no nos fijamos en nosotros, a ver que tenemos de corruptos y de terroristas:

¡ESE QUE HAY AFUERA, ESE SOY YO!

Por **resonancia mórfica** si yo soy alegre, irradio alegría, y soy terrorista, irradio terrorismo, por ejemplo, cuando viendo las noticias digo, "ojalá matarán a esos infelices terroristas", ahí irradio terrorismo.

¡Esa energía que yo emané, otro la recibió en otra parte!

Uno a veces amanece rabioso y no sabe por qué. Entonces alguien te dice, "¿Escuchaste las noticias? ¿No supiste lo que pasó?". ¡Y claro! Uno puede percibir el ambiente y sin darse cuenta se pone furioso. Hombre, es que es muy sencillo: el universo es una telaraña. Y sí yo jalo un hilo acá, se mueve otro allá. Yo digo "hijueputa" aquí y esto lo recibe un Etarra en España.

¿Quién es el responsable? ¿El otro? No. ¡Soy yo! No puedo echarle la culpa al terrorista. ¡Esos señores existen porque yo los creé!

Ahora mi propuesta es que CAMBIEMOS DE CHIP, CAMBIEMOS DE CANAL: la radio, la televisión, la prensa están trasmitiendo siempre lo mismo. Cuando lleguen a alguna parte y les digan que sí sé enteraron de los veinte muertos del día, pónganse a reír: "Jua, jua, jua". Qué me dicen "insensible": hombre, si me están diciendo lo mismo de todos los días. ¡¿Cuál es la noticia nueva?! Y si te responden que la muerte, hombre, yo digo que la Biblia está llena de muerte. Y que no me molesten más, que están muy cansones con lomismo.

¡Al mal no se le puede dar tanta fuerza!

Sí fuera tan poderoso ya se hubiera acabado la humanidad. Lo que pasa es que lo que llamamos mal, hace mucho ruido: mientras agreden tres personas en una esquina, hay tres millones de personas besándose. ¡Y eso no es noticia!

Además, mientras es asesinado un niño y hacemos todo el escándalo del mundo, hay quinientas mil parejas copulando. Pero eso tampoco es noticia.

Han escuchado un noticiero que diga, "¡Alerta! Desperdicio en la noche: VEINTE MIL MILLONES DE ESPERMATOZOIDES SE FUERON POR LA CAÑERÍA"

¡Hombre, es que nos encanta sufrir o hacernos las víctimas!

Suena el teléfono del consultorio, dejan un mensaje: "Doctor, llama María Patricia Granados para informarle que ya estoy mejorando mi estado de ánimo. Gracias por su comprensión". El médico no se lo puede creer, vuelve a dirigir la mirada al cielo, prosigue:

- El serio, es un insuficiente cardíaco. El simpático, no tiene patología. El serio tiene problemas de arterioesclerosis, úlcera, hipertensión, bursitis, tendinitis, túnel carpiano. Observen que el serio no puede abrazar, le falta amor, porque le falta contacto. Es un ser automatizado. Ríe por aparentar, no es natural.

El doctor se pone de pie y dramatiza lo siguiente:

- Ustedes han visto las personas que son así, mecánicas al saludar
- el doctor mete las manos en los bolsillos-: "Hola, qué tal". En igual actitud el otro le responde, "Siga, bien pueda".

¿Cierto, qué son unos robots?

Es como cuando la mamá le dice a los niños, "Apaguen el televisor, que su papá está que llega. Ustedes saben cómo se pone su padre si no han hecho las tareas o los ve con el televisor prendido. Entonces pónganse a estudiar". Y el robot llega, encuentra el televisor prendido. Los niños están jugando. Y de inmediato es como sí le prendieran el botón de la ira, "¡¿Qué es lo que pasa aquí? ¡Es qué ustedes no saben que yo les tengo prohibido...bla, bla, bla!". En cambio, si llega y encuentra el televisor apagado, y a los niños estudiando, porque la mamá previamente los ha preparado, no pasa nada.

Esas son actitudes robóticas. La actitud robótica lo lleva a uno a que no se entere donde fue que puso las cosas. Oh, también cuando ocurre el saludo en la oficina, "Hola, buenos días" dice el uno y el otro le contesta "Hola qué tal". Ambos, sí se dan la mano, la quieren soltar rápido, como queriendo decir "no me toques".

La propuesta entonces es:

¡Por qué no reímos naturalmente, dejamos de ser robots y miremos qué pasa!

Llega el momento del Chi Kun de la Fe. A medida que lo explica, lo va haciendo. Al finalizar, el doctor Gil Henao se sienta en seisa, e invita a asumir una posición corporal y mental de quietud y silencio. Se termina la oración cuando el médico pide la comisión de aseo para hacer una rápida llamada telefónica.

Mientras todos hacen fila para despedirse de él, recuerda la moneda de quinientos pesos para la vaca, "!No la abandonen!", suplica y la esposa lo regaña. Hernando de Jesús, que casualmente está allí, busca una moneda para echarle a la alcancía. Esculca sus bolsillos. No la encuentra. Dice, "otro día será" y sonríe. Los demás parecen hacer oídos sordos a la petición del "Doctor sana que sana colita de rana". Sin embargo, eso no es problema, puesto que el médico siente "que así lo quiere el cielo" y lo que él opine es secundario, aún su deseo sea el de estimular simbólicamente la abundancia en ese espacio, que por resonancia mórfica, se revertirá en ellos, sus asistentes.

LA PALABRA SIGUE A LA ACCIÓN

Un paciente está acostado en la camilla del consultorio. Tiene un conflicto interior originado por la dependencia económica de sus padres. **"El** Doctor sana que sana colita de rana" lo escucha. El paciente no sabe qué hacer. **El** médico únicamente le dice, "¡Muy bien!". Tan sólo actúa, se dirige a cortar el fluido eléctrico de una lámpara metálica de pie que refleja la luz hacia el techo y que está al costado de las puertas aladas del consultorio. Posteriormente se desplaza al otro extremo para coger un tambor, el cual hace vibrar con sus pequeñas manos.

El paciente quien en un principio está inconforme, porque el médico sólo toca un tambor y no le dice nada, empieza a llorar y a decir, "¡Ay, ay, qué voy a hacer!".

Mientras de la boca del doctor sale un canto de compasión, "la, ia... ay... hom.....", el paciente se revuelca, convulsiona. **El** médico no se detiene, "la, ia... ay... hom.....". Canto emanado de su corazón, que quiere decir: "no te quejes más hombre, que eso lo tienes que resolver tú y no me necesitas a mí para hacerlo". Después de quince minutos de llanto, el paciente se calma. **El** doctor deja de vibrar su tambor y lo vuelve a poner en su sitio. Coge papel de cocina, que está sobre uno de los cuatro tambores disponibles para sus terapias, y se lo entrega. Este lo recibe para asearse la boca y una parte de su camisa.

Posteriormente él y su paciente se dirigen al salón taller, donde los esperan diez talleristas. Se sientan dando la espalda a las escalas de la casa. Él tiene en la mano una manzana, que al ir mordiendo, va tomando la forma de una flor, fruta que en manos de un Chef adornaría una comida muy especial.

María Maryori lee un fragmento del libro titulado "Los cuatro acuerdos", que llama la atención sobre el poder que tienen las palabras y la influencia que éstas ejercen en la vida de las personas. Mientras lee, el doctor se quita los tenis blancos, acaricia con sus manos los pies, y al terminar la lectura hace las siguientes reflexiones:

   - La palabra es sonido y creación. Como dice San Juan, "Al principio era el verbo". "El verbo se hizo carne".

Súbitamente le viene un recuerdo que expresa así: "mi madre una vez dijo "el verbo se hizo huevo"". Algunos no entendieron, entonces explica que en su casa ese día no había carne. Prosigue entonces con el poder de la palabra.

   - ¡Y Dios dijo, "Hágase la Luz!". Cristo le dijo a Lázaro, "!Levántate y anda!". Todo esto se hizo con el poder de la palabra.

Vuelve a hablar de su profesión y pone en su boca estas palabras:

   - El médico en su soberbia intelectual, cuando le dice al paciente que no tiene **cura,** está usando la palabra para destruir. Cuando llega un paciente desahuciado al consultorio, yo le pongo humor a su situación, le digo que si no tiene **cura,** entonces que vamos a buscarle una monja. El paciente entra en otra dinámica.

Hace poquito se murió una señora que yo atendí hace diez años, a quien un médico le había hecho un diagnóstico ocular que le sirvió de base para decirle, "¿Usted tan enferma y caminando? ¡Señora usted debería estar en una silla de ruedas!". La señora se postró siete años en un aparato de estos. Luego supe del caso porque la hija me contó y me llevó donde ella. Al ver la señora, le invertí el proceso, "¿Usted en una silla de ruedas? ¡Usted debiera estar caminando!" Al otro día la dejó. Otra vez, ¡El poder de la palabra!

El ruido de tres helicópteros y el olor a comida frita, se pasean por el salón. Mientras tanto el doctor sigue hablando de la palabra, esta vez en la cultura.

- El poder de la información tiene en las mujeres a una de sus mayores víctimas. No hay mujer fea que aparezca en televisión. Excepto Betty la fea, que la pusieron bonita...Y ustedes saben cómo terminó: cuando por fin habían hecho en la televisión algo novedoso para romper los estereotipos de mujer bonita-fea, vuelven a lo mismo.

¿Cuánto sufre una mujer por ser fea? Ahora tengo una paciente que lleva siete años sufriendo porque no es flaca.

¿Los reinados de belleza no son una explotación?, ¿Cuánto hay que invertir en cirugías estéticas?

Yo tengo un amigo que se casó hace dieciocho años con una mujer hermosa, y luego de tener tres hijos, estaba en depresión porque la barriga y los senos se le cayeron. Le tocó pagarle cirujano plástico para sacarla de ahí. Y todo por el poder convincente de la palabra.

Hablando de mi caso, yo fui otra víctima de los medios de comunicación. Me dolía hablarle a una mujer, porque yo era, ¿qué digo? ¡Soy feo y chiquito- Todos se ríen, él también, prosigue:

- Muchas personas pensaban que yo era homosexual porque sólo andaba con amigos. ¡Pero era que las mujeres me corrían!

Ahora bien, en esto del poder de las palabras, obsérvese como también se involucra a los niños. Por ejemplo, en el banco con la alcancía, o en los supermercados con el gancho del muñequito, les hacen comprar a los padres unos alimentos que no se van a consumir.

En esas la puerta de la cocina se abre. Una persona que está al lado se para a ver quién lo hizo. Comprueba que sólo era el viento. Ríe, se sienta.

Sin interrumpir su hacer sanador, el médico continúa:

- Lo de la palabra es tan delicado, que fíjense la que le hicieron unas personas a uno de sus amigos: a una persona que tenía una mentalidad positiva, que supuestamente no se dejaba influir por las cosas negativas de la vida, le estudiaron su rutina. Hablaron con la esposa, le explicaron que cuando él se levantara, le preguntara si había dormido bien, y que le dijera que estaba ojeroso y que se veía cansado. Lo mismo hicieron con varias personas con las que él se encontraba de paso para la oficina, para que le dijeran lo mismo. A todas ellas, él les contestaba que se sentía bien. Hasta que llegó donde el jefe, con quien también habían hablado, entonces ahí sí aceptó que estaba mal, que se debía ir para la casa. Y así sucedió. Todo por el poder de la palabra.

Esto de la palabra es tan delicado, que tengan cuidado porque el pensamiento sigue a la acción. Uno de los ejemplos que más me gusta poner, es el de los taxistas: hay que ver a algunos de esos señores que viven renegando de su oficio, y que tratan de robarle al pasajero de a quinientos pesos. Ellos se pueden ganar diez mil pesos extras hoy, pero no se dan cuenta que al otro día la misma vida se encarga de sacárselos, con el neumático que se les daño y les costó veinte mil. Y lo grave de todo esto, es que no quieren escuchar el mensaje que les están enviando y siguen insistiendo, pero está vez tratando de robar más. Y reinciden, ese día se ganan treinta mil pesos extras, o qué se yo. Luego se chocan y el arreglo les vale doscientos mil.

Y qué quede claro, no estoy hablando de buenos y malos. Estoy hablando de una energía sutil que trabaja por compensación. Es una energía polar: sí llueve, escampa. Sí subo, bajo. Lo que nace, muere.

¿Recuerdan lo que decían en la época de los mafiosos?

"Lo que por agua viene, por agua se va". Esa plata, la vida me la quita pagando los abogados que necesito para sacarme de la cárcel, o cancelando el tratamiento de una enfermedad larga y dolorosa.

También debemos tener claro, que la energía es pensamiento que se convierte en lo que quiero. En el caso del mafioso, su pensamiento era tener mucho dinero. Siempre la palabra, su poder...

Por la energía polar de que les hablo, aunque no se lo crean, uno en la vida debe tener cui-da-do con lo que dice. Ella te cobra tus palabras. Yo tenía dos colegas que hablaban hermoso sobre la sanación. Uno de sus temas era el desapego. A las dos se les murió la mamá. La una hace cinco años y la otra hace uno, y a esta hora no han podido superarlo. ¡Así que, ojo con el poder de la palabra, el poder del verbo!

Suena el reloj, *"son las veinte horas, cero minutos"*. Mediante una pregunta, "El Doctor sana que sana colita de rana" continua con su hacer.

- ¿Qué le da sentido a una oración?, ¡Cierto que el verbo!

Yo no puedo decir, por ejemplo, mamá solamente. Digo algo más completo, mi mamá me ama. Tampoco puedo decir simplemente plato. Debo tener un verbo que acompañe al sustantivo para saber qué hacer con el plato.

Observen que el verbo es el que genera la acción: **"El verbo se hizo carne"**. Por eso es tan importante el manejo de la palabra. En el caso de la violencia en Colombia, a todas horas estamos diciendo "que estamos muy mal" y en consecuencia estamos mal.

¿Recuerdan en el mundial de fútbol, como los periodistas caldearon los ánimos y luego mataron a Andrés Escobar?

El doctor es interrumpido por una estudiante de sicología, que de antemano se excusa por preguntar algo que no está dentro del tema, pero le pide el favor de que le explique cómo puede tratar a una persona depresiva. Explica su situación:

- Mira, lo que pasa es que la gente cree que porque uno estudia, ya les puede resolver sus problemas. Y esta es una persona que hace días me está diciendo por qué no la ayudo, puesto que se quiere suicidar.

El médico después de hacerle unas pequeñas bromas, le explica que va a enseñar una de las técnicas que él emplea con los pacientes: la confrontación y cuenta una anécdota personal:

- Era ya estudiante de medicina. Vivía con la familia que me pagó la carrera. Una vez que estaba muy deprimido, me puse a llorar. Ahí conocí a la mejor sicóloga: una señora de setenta años, la dueña de la casa, quien le preguntó a su hijo por qué lloraba yo. Él le dijo que me había preguntado, y que le había contestado que por feo y chiquito. Ella me llamó, me hizo sentar en una silla y con el temple de una matrona antioqueña, me preguntó.

"¿Por qué está así Jorge?"

Llorando le decía: "u, u, u, por feo y chiquito". Ella me

respondió "¿Usted cree que con llorar va a solucionar eso?". Yo seguía llorando y le contesté: "u, u, u, es que yo soy muy feo y muy chiquito". Entonces me dijo, "Aquí me voy a quedar sentada, hasta que crezca". Y santo remedio. Ahí empecé a comprender que uno se enferma por querer ser importante.

También, a partir de esa situación, comprendí que la mejor técnica para tratar a un paciente es la confrontación. Recuerdo que una vez un paciente me llamó a las diez de la noche a decirme que se iba a suicidar. Le pregunté cómo lo iba a hacer. Me dijo que con 10 pastillas de fenobarbital, 15 de aspirinas y otra lista larga de medicamentos.

Le pregunté la hora, me contestó que eran las diez. Le hablé que se fuera rápido para una farmacia, que ya las iban a cerrar, porque la dosis la tenía que duplicar. Le advertí, "sí lo vas a hacer, hazlo bien hecho", además que no lo hiciera delante de sus familiares y que no les dañara la noche, que se fuera para otra parte, donde lo encontraran muerto y fácil para enterrar. Ahí mismo me dijo que si lo atendía a las seis de la mañana. Yo le dije que a las tres de la tarde, si amanecía vivo. Entonces se utilizó una palabra distinta.

Para concluir el taller, el médico vuelve a las preguntas:

- ¿Cuánto tiempo más vamos a seguir jugando a las víctimas y a los verdugos?

Se pone de pie, mientras todos lo imitan. Hace el Chi Kun de la Fe y entra en oración. En medio del silencio, dice, "La impecabilidad de las palabras es el silencio, no entendido como cerrar la boca, sino como no reclamar méritos y no juzgar. Eso es quietud"... Se vuelve a escuchar la palmada fuerte y seca, el pedido de tres voluntarios para el aseo y las voces de los talleristas dando las gracias al doctor por su guía.

En el taller que el doctor Gil realiza los jueves, "La Formación del Sanador", se está trabajando la encrucijada de la palabra.

La encrucijada de la palabra

El médico J. Padilla, en el libro "La encrucijada de la humanidad", escribe que una encrucijada es, un punto de encuentro donde van a confluir diferentes ideologías, caminos, opiniones, corrientes de pensamiento... En esos puntos de encuentro pueden ocurrir varias situaciones:

1. **Punto de choque:** donde se producen los corto circuitos con otros. Es un punto de explosión, porque esas fuerzas de diferentes características y modalidades pueden no reconciliarse y entrar en conflicto.

2. **Punto de dependencia:** el ser humano de tanto ejercitarse en una concepción y en una idea, termina creyéndose que las cosas son así, viviendo de acuerdo con los condicionamientos que le han creado. Aquí se da un fenómeno de encapsulamiento, donde cada quien en su experiencia de vida, cree ser poseedor de la verdad, además de cerrase a todas las posibilidades de cambio, porque piensa que las cosas son así.

3. **Punto de intercambio o de disolución:** hay intercambio de información de manera civilizada y coherente. Cada uno puede adquirir, a partir de esta relación, un nuevo bagaje. En este espacio de disolución, la salida a cualquier problema, parte de planteamientos diferentes a los del mismo sistema de la cápsula.

Con base en estos planteamientos, dos talleristas del doctor Gil, iniciaron un trabajo de recolección de información y experiencias sobre el tema de la palabra, y esto fue lo que compartieron con los demás asistentes:

La palabra es fuente de poder creativo y de comunicación. En el Génesis, en "la creación del universo", está escrito: "Al principio creó Dios los cielos y la tierra. La tierra estaba confusa y vacía y las tinieblas cubrían el haz del abismo, pero el espíritu de Dios se cernía sobre la superficie de las aguas. Dijo Dios: "haya luz", y hubo luz...". El profesor universitario, Víctor Raúl Jaramillo, en el libro "Terapia Dialógica", escribe lo siguiente: "Se dice en los libros sagrados que antes del mundo no había nada. Más exactamente, en el Génesis, está escrito que Dios sacó el mundo de la nada... Pero fue mundo, porqué fue nombrado, y de ese modo rescatado de la nada... así de un lado están quienes principian en el pensamiento, y del otro, los que lo hacen en el lenguaje. Ambos principios se desarrollan cuando la mente despierta a la elaboración comunicativa que, reemplaza su "actividad" en blanco, con asociaciones y relaciones simbólicas, donde se enlazan las ideas, para que la mente adquiera una dimensión asociada con el nombrar y de ese modo se fundamente la comunicación".

Con respecto a esto último, uno de los talleristas del médico explicó; que "nombrar es tan real", que una vez escuchó al periodista colombiano, Luis Alirio Calle, que hablaba de un colega suyo que decía que "las personas que no salen por televisión, no existen". Afirmación que ilustró el periodista, con el siguiente ejemplo: contaba el caso de un joven que cantaba "Rap", motivo suficiente para que su padre lo reprendiera y tildara de "satánico"... hasta que un día apareció en la televisión". Ahí, el padre lo reconoció y lo aceptó. Caso que dio pie a los otros talleristas, para hablar de la comuna 13 de Medellín, que sólo después de salir por todos los medios de comunicación, hablando de su problemática tan delicada, se le prestó atención, y el Estado hizo presencia.

El biólogo Chileno Humberto Maturana, dice que, "el hombre se hizo humano gracias al lenguaje, al diálogo". Deepak

Chopra, en el "Sendero del Mago", agrega que para salir de la guerra en que la humanidad se mantiene, existe un primer paso, y es el reconocimiento. Y del mismo autor se anota que, la palabra tiene el poder para crear y para destruir, porque su poder no radica en su contenido superficial, sino en sus cualidades ocultas, **en su intención.** La magia está, en que, de unas pocas palabras se pueden extraer muchas capas de experiencia y se crea todo un contexto histórico. Y está intención, es la que permite que los seres humanos aprendan las funciones más importantes, como caminar, comer, dormir... Las frases son un conjuro, porque una vez que se absorben, quedan plasmadas como una huella mental, y pueden determinar su éxito o su fracaso. Chopra habla también de como los hombres, macho y hembra, el 90% del tiempo se lo pasan repitiendo lo mismo del día anterior, martillando sus esperanzas frustradas, sus viejos temores, sus necesidades insatisfechas...

Por ello, al concluir con la exposición, la recomendación que se hace a los talleristas, es que empiecen a revisar las palabras que emiten a sus congéneres y las que tienen acumuladas en sus cabezas. Además que las observen para ver qué les genera en sus vidas: si puntos de choque, de dependencia o de disolución.

PARA RECUPERAR EL REFERENTE HAY
QUE TRASCENDER LA DUALIDAD

De norte a sur, vienen caminando tres asistentes a los talleres del "Doctor sana que sana colita de rana": Marta Lucía, Silvia Magnolia y Carlos Alberto. Están cruzando la quebrada "La Hueso". Recorren una zona residencial, comercial y prestadora de servicios de salud, para llegar a la casa-taller-consultorio, a donde asisten desde hace un año.

Se detienen en la calle 34, entran a una panadería a comer y a tomar cada uno una avena y un pastel de queso. Desde este lugar se puede apreciar que debajo del puente, al frente de la casa del doctor Gil, están remodelando para hacer un parque con jardineras.

Faltan siete minutos para las siete. Y estas mismas personas, Carlos Alberto, Silvia Magnolia y Marta Lucía, llegan al antejardín de una casa de dos pisos que remata con un techo a dos aguas: a la casa-taller- consultorio del doctor Jorge Alonso Gil Henao. Dos palmas de mediano tamaño están a lado y lado de la entrada, y detrás de ellas, unos besos morados florecidos y unos cafetos ornamentales quemados por el sol. Además de la fachada combinada en los dos pisos, se observa un balcón que cubre el centro de la entrada y una de las dos ventanas enrejadas. Una parte de la fachada está forrada en "piedra bogotana", el resto de la edificación, tiene revoque ranurado con viguetas horizontales, y a la entrada, dos escalones en retal de mármol que dan acceso al portón y al timbre que anuncia la entrada.

Al llegar, el doctor Gil con los pies recogidos hacia su estómago y sentado en la colchoneta que da contra la ventana, los saluda. En la mano derecha, sostiene una manzana verde que aprisiona con su mandíbula y mastica lentamente, como si nunca se le fuera acabar. De sus hombros cuelga una ruana gris clara, de borde negro, decorada con unicornios blancos, que hace juego con su camisa, su pantalón, sus medias y unos tenis blancos. Indumentaria sanadora que casi siempre lleva puesta y que poco cambia de color y de estilo.

Vuelve a salir de su bolsillo la voz de una máquina que dice, ***"son las diecinueve horas, cero minutos"***.

Pone la manzana a un lado. Pregunta, ¿quién trajo un chiste? Una señora que mantiene los dedos meñiques parados, de mediana estatura y de pelo corto teñido de color zanahoria, se ofrece.

-Yo médico.
-A ver María Victoria.
- Imagínense que a una viejita le decían carpa, porque en cualquier parte la clavaban... ja, ja, ja.
-Estuvo bueno. A ver otro.
-¿Otro doctor?. Este es el de una vieja que estaba en una concesionaria de carros viendo un BMW convertible. Resulta que la vieja abrió la puerta del conductor y empezó a tocar la cojinería. De repente se tiró un peo. Ja, ja, ja. Miró para atrás y vio al vendedor. Ja, ja, ja. Y le dijo, "Señor, ¿me puede dar el precio?". El vendedor le respondió, "Señora, sí con sólo tocar la cojinería se tiró un peo, sí le digo el precio se caga". Ja, ja,

ja, ja, ja.

Todos se ríen. El timbre suena de nuevo y entra Jorge Ornar. El médico dice que "el que llegó, entra quedando".

-A ver quién vino.
- Jorge Ornar- Le sopla su secretaria.
-A ver Jorge Ornar, un chiste.
- Sí doctor- Responde.

Mientras se quita los zapatos empieza a contarlo. Tartamudea un poco. Luego se sienta al lado derecho del médico.

- Este es el chiste de un bobito que, no hacía sino mirar a una mona que estaba sin calzones en un balcón. Ella le dice, usted no es tan bobito. Y usted no es tan mona. Ja, ja.

Para hacer honor al nombre, toma lista. Posteriormente Carlos Alberto le pide permiso al doctor, para leer un artículo extractado del libro "Gambito de Torres", de La Fundación para la Investigación y la cultura, sobre el perfil de Bin Laden. De la lectura el médico sólo hace un pequeño comentario.

- Miren que en este escrito, muestran a Bin Laden como un intelectual, como un militar, y como un fanático que tiene mucho dinero. Al igual que Estados Unidos.

Él se frota alrededor del ombligo. Acaricia y lleva su barba canosa a la boca. Habla sobre el tema del día.

- Los seres humanos somos muy cómodos, puesto que es más fácil darle la puñalada al otro o dejarle de hablar. Por eso el camino espiritual es tan difícil. Pero no nos fijamos cómo somos de irresponsables. **No nos damos cuenta de que somos emisores y receptores de energía.** Sí estoy rabioso e irascible, eso es lo que trasmito. Y lo que yo piense, otro lo puede captar en la esquina de su casa, en Colombia, o al otro lado del mundo, en Bombay.

¡Somos iguales de asesinos, a aquellos que matan! Decimos qué, ojalá mataran a esos matones hijos de puta. ¡Y claro! Ese pensamiento lo atrapa otro que está predispuesto por su estado de ánimo, y sale a matar. Pero como la moral nos tiene atrapados en la dualidad de la bondad y la maldad, decimos que tenemos que justificar la muerte de los malos. Los que hacen sufrir mi ego.

Una tallerista pide la palabra. El médico la escucha:

- ¿Doctor, no le parece que si fuéramos tan malos, no seríamos capaces de perdonar?

El doctor acaricia de nuevo su vientre y le dice:

- Mire la trampa. Muchos viven diciendo: "¿Si fuéramos capaces de perdonar, cómo sería el mundo?". Pero los que hablan de perdón son unos soberbios. Miren la actitud de arrogancia cuando perdono: levanto las cejas y digo, "te perdono".

¡El que perdona no perdona, y el que se arrepiente no se arrepiente!

Aprecien por ejemplo la actitud del borracho que le pega a la señora. Luego le pide disculpas, "mi amor perdóname". Ella levanta las cejas y muy seria le dice que sí. Y a los ocho días el marido vuelve y le pega y ella hace lo mismo.

Hombre, es que una verdadera experiencia de perdón se vive a través de una crisis. Ejemplo: a través de un coma o una invalidez, yo puedo cambiar mi forma de ser. Antes era un violento. Hoy soy más calmado y valoro la vida.

Ahora el doctor extiende la mano derecha, recoge todos los dedos, menos el índice. Con la mano izquierda atrapa la muñeca de la mano derecha y exclama, "¿Se la pillaron?". Agrega:

- El hombre por su naturaleza es un ser trascendente, es decir, es algo más de lo que aparenta y siempre tiene que ir más allá del fenómeno. Pero además sabemos que "nada es casual". Toda experiencia está diseñada por el universo para que uno DESCUBRA, APRENDA, ENSEÑE. La vida entera es un rompecabezas donde las fichas encajan y no tienen ninguna relación moral. Lo bueno y lo malo son una trampa del ego; al igual que el error y la equivocación. La evolución es perfecta y no está equivocada, ni tampoco se anda con intenciones de culpa y de castigo.

Partiendo de este supuesto EL PERDÓN NO PERTENECE A LO HUMANO y es soberbia pretender perdonar a alguien que está diseñado para FAVORECER nuestra experiencia individual en el camino del espíritu. Fíjense que ni el maestro de maestros, Jesús, perdonó. Le pidió al padre que lo hiciera.

El perdón pertenece a la naturaleza divina. No es humano. Se hace necesario recuperar los hilos de la memoria y recordar el futuro. Hilos que nos conducen al yo superior desde el yo inferior, haciendo imprescindible el paso por la obscuridad para descubrir la luz de la luz. El otro, el prójimo está para hacernos recuperar la memoria de quienes somos, y nuestro proceso evolutivo continuado. Nuestra responsabilidad individual se realiza en la participación cósmica, diluyéndose así el conflicto de buenos y malos, y de los salvadores condenados.

A la señora del vestido de flores, le da un ataque de tos. El doctor sigue hablando, como si no la escuchara.

- Volviendo a lo que leyó Carlos Alberto, miren que la información es muy segmentada. Esto de buenos y malos es un invento del hombre que le puso moral a las cosas.

Ahora los musulmanes desde la información de los Estados Unidos, pueden ser los malos. Y al revés, los Estadunidenses desde la óptica árabe, pueden ser ellos. Pero el cielo no tiene moral: debemos quitarnos esa comodidad de mirar al otro como el malo, para no pensar, para no relacionarme; pero como es más fácil juzgarte, para no mirarme en mis actitudes, entonces te señalo.

¡Nos enfermamos por querer juzgar al otro o querer solucionar sus problemas, mientras los nuestros, los desconocemos!

"Me fijo en la paja del vecino y no en la viga que tengo en el ojo". Es que es más fácil combatir todo lo que está a mí alrededor y juzgarlo, que aceptar mis culpas.

Carlos Alberto pide la palabra.

Del cuerpo del doctor Gil vuelven a salir las dos voces: ***"son las veinte horas, cero minutos"*** y la de él, cediéndole la palabra a Carlos.

- Eso me recuerda la vez -relata Carlos Alberto- que estaba lloviendo y cogí un taxi. Interiormente me puse a pelear con el taxista, porque llevaba los vidrios abiertos y mojaba el interior. Pensaba, "Pobrecito el dueño de este carro con el chofer que se consiguió". Y me estaba dañando la noche por meterme en lo que no me importaba.

El médico no hace ningún comentario. Concentra su mirada en el entrecejo. Se acaricia la barba y prosigue.

- **El cielo no tiene moral. Esa película la montamos nosotros.** ¿Ustedes han visto un árbol de manzanas, peleándose con otro árbol de manzanas porque el otro produce más manzanas?, ¿Han visto ustedes un planeta que pelee con otro porque está más cerca del sol?, ¿O un agujero negro llorando porque es negro?

¡Mierda! El hombre olvidó la sabiduría, el referente, y recurrió al concepto, lo humano, para fragmentarse, dividirse, explotar el miedo y poder dominar al otro.

La señora del vestido de flores le pregunta al doctor, "¿Cuándo usted habla que el hombre perdió la sabiduría, a cuál sabiduría se refiere?". Él sin dudarlo le contesta.

- A la de los sabios. Ya que esa sabiduría se basa en algo muy elemental: cuando les da hambre comen y cuando les da sueño duermen. Nosotros ahora comemos, dormimos y defecamos por horario. Estamos programados. Alteramos el ritmo de la vida. Por eso el adulto está adulterado, perdido, y anda justificándose en una ciencia que está descubriendo el agua tibia. Ya a los científicos les dio por hacer seminarios internacionales para revelar el resultado de sus hallazgos, para decir lo que ya desde hace cinco mil años estaba claro. Por ejemplo, con esto de las vacas locas en Inglaterra, llegaron a la conclusión de que las vacas sólo podían comer pasto. Ahora, hace poquito, también mostraron un estudio, donde la mejor manera de producir un huevo, es dejar a una gallina en su aire y no estresada en un galpón.

¡Y es increíble que hoy llamen a esto actualidad científica!

Con las hormonas pasaba lo mismo: hay que meter hormonas y hormonas. Ya descubrieron que tampoco se necesitan. Lo mismo va a pasar con los medicamentos, van a descubrir que tampoco son necesarios. Y eso, como ya lo dije, lo descubrieron hace más de cinco mil años: un hombre se enfermaba y se iba a meditar en una montaña, en soledad oraba.

Cuando uno está enfermo, medita, ayuna, ora y punto. Pero miren la trampa del cientificismo: por no ser la sabiduría algo científico, no es importante para la humanidad, porque necesita de todo un despliegue rimbombante y de credibilidad académica para reconocerlo. Desconociendo un saber milenario, qué por no ser científico, no vale para la humanidad. Por ello debemos recuperar el referente.

¿Y cómo se hace? Pues trascendiendo la dualidad buenos-malos.

El doctor se pone de pie e invita a los asistentes a que hagan el Chi Kun de la Fe. Luego se sienta en la colchoneta e invita a los talleristas a entrar en oración. Terminado el ejercicio solicita una comisión de aseo de tres voluntarios.

Mientras Carlos, Silvia y Marta barren, trapean y arreglan el salón, el resto de los asistentes salen para sus casas. Pasados quince minutos, se despiden del médico y le dan las gracias por su guía.

EL DOCTOR SANA QUE SANA COLITA DE RANA UN MÉDICO QUE SANA CON LA PALABRA

Sólo para oír pasar el viento vale la pena haber nacido

La orientación de los talleres del doctor Gil es clara: "La toma de conciencia de que la humanidad entera vive un proceso de dolor, sufrimiento, enfermedad y muerte porque se toma la vida demasiado en serio y cree que permanentemente está siendo castigada, lo que le hace experimentarse a sí misma en un inaguantable valle de lágrimas. Se vive en la absurda creencia que desde que se nace, uno es culpable y pecador[9]".

CAPÍTULO SEGUNDO
EL SANADOR QUE SANA
Y AUTOSANA CON SU HACER

¡SI YO AMO LO QUE HAGO, NO TENGO POR QUÉ QUEJARME!

Faltan veinte minutos para las siete de la noche. Beatriz, le abre la puerta a Carlos Alberto, quien da las buenas noches y se queda parado en el salón, mientras observa lo que acontece a su alrededor.

---

[9] Jorge Alonso Gil Henao. El Arte de Hacer el Ridículo. Séptimo Seminario Internacional de la Sociedad Hispanoamericana de Acupuntura. España, 1998.

El Doctor sana que sana colita de rana, está sentado en el sillón abrazando a Katia, una tallerista. Ellos comparten en sus manos la misma revista: Katia lee, el doctor la escucha.

La esposa, sentada en el escritorio de la secretaria, instruye a una persona por teléfono sobre la dirección de la casa. Su verbo se confunde con la grabadora del consultorio que emite una canción de Nana Moscouri.

Esto dice la esposa del médico:

- Mira amor: vienes por la 33. ¿Vienen en Bus? ¡ah, no!... Y entonces volteas por el puente, mi vida, como si fueras para la clínica. Pero obviamente no vas a ir para allá, sino que haces la U. En una casa amarilla con palmeras. Cielo, ahí no se pierden.

Tocan el timbre. Entran Carlos Mario y Lilia Estella.

La esposa del doctor Gil baja las colchonetas del segundo piso. Los recién llegados y Carlos Alberto las organizan en el salón. Los tres se recuestan a la pared a conversar. Con un tono suave de voz, Lilia Estella expresa que la primera vez que vino a los talleres, se sintió incomoda porque la abrazaron:

"Yo iba a otra parte", cuenta. "Nos era prohibido abrazar. Nos decían que lo hiciéramos con la mente".

"Aquí abrazamos muy rico. ¿Cierto?". Le dice Carlos Alberto, mientras Carlos Mario sonríe. Lilia Estella prosigue con su relato: "Otra cosa que me molestaba, era que yo pensaba que el doctor Jorge veía. Juraba que nos engañaba, que se hacía el ciego, que algo escondía. Después me di cuenta de que estaba equivocada".

El médico escucha la voz mecánica, **"son las diecinueve horas, cero minutos".** Se levanta del sillón. Eleva sus manos para no golpearse, sin embargo choca con el extremo de la pequeña pared donde cuelga la cartelera. Katia le da la mano, se sientan en la colchoneta que está cerca de la ventana. Dice su nombre: "Jorge Alonso Gil Henao"

Después de hacer honor al nombre, el médico dirige la atención a una persona que tiene una voz gruesa, seca y segura de sí misma, quién a su derecha sonríe con María Victoria.

A ver Marta Lucía, cuente el chiste para todos.

- Ja, ja. Había dos ratones comiéndose un queso en el poyo de la cocina. Llega el uno y le dice al otro: "Ahí viene un gato negro". El otro le contesta: "No jodás, deja de ser supersticioso y seguí comiendo".

-A ver otro Marta Lucía.

-¿Otro? Ja, ja. El del niño argentino que le dijo al papá que cuando fuera grande quería ser como él. El papá le preguntó, que para qué. Y él le dijo: Para tener un hijo como "yo".

Otro.

-¿Otro? Ja, ja: El del par de argentinos que estaban peleándose, porque ambos se creían enviados de Dios. Entonces como no se ponían de acuerdo, le preguntaron a otro que pasaba ¿Cuál de los dos es el enviado de Dios? Este les contesta, "¿Cómo así? Sí "yo" no he enviado a nadie".

-Ja, ja, ¡Muy bien!

El médico asume la posición de seisa. Acariciando su barba, con la misma decisión con que se expresa, actúa lo que va diciendo. Inicia el taller.

- Debemos enamorarnos del cuerpo. Qué me salió una llanta. ¡Ja! Que llanta tan linda, y le canto: Tra, la, la, la, la...Qué tengo un lumbago, ah...

Se para, coloca la mano en la espalda, camina rengo, canta:

- "¡Hay! Dónde me duele, dónde me duele, válgame Dios..." Y hago el "Caminao del Tumbaito". ¡Claro!

Todos se ríen. Se vuelve a sentaren seisa y continúa:

- Hombre, entiendan que un dolor es perfecto: me está mostrando algo que no quiero reconocer.

Francisca de Paula le pregunta:

- Doctor. Discúlpeme. ¿Y usted por qué se quedó ciego?

Con firmeza y tranquilidad responde a la pregunta.

- Yo tomé conciencia de mí a los siete años. Me di cuenta que era muy pequeño. Yo le tenía terror a un espejo. Incluso joven, recuerdo, muchas veces me afeitaba sin mirarme en él. Entonces la vida se manifestó: "No quieres mirarte, quédate ciego".

Esto me sucedió a los seis meses de haber concluido la Medicina. Luego estuve en mi cuarto, encerrado un mes, pensando cómo me iba a suicidar. Estudie todas las formas posibles. No fui capaz. Así que me dije, "Sí vas a vivir, hazlo con dignidad".

Hombre, aprendí a querer mi cuerpo, aprendí a tener otra mirada de la vida. Aprendí a valorar las crisis, que son una cristalización de la energía y una oportunidad que me dio la vida para trascender a otro estado de conciencia. Además me di cuenta que Dios, esa fuerza divina o como la quieran llamar, es gratis. Se derrama en bondad, porque no tenemos necesidad de hacer esfuerzos para proveernos de lo que necesitamos. Eso se llama la **LEY DE LA NECESARIEDAD:** cada uno tiene lo que necesita para vivir.

¡Esa ley es para todos!

Hoy, cuando un paciente llega a mi consultorio quejándose de la vida, le preguntó: "¿Ya desayunaste?". Entonces le digo que dé gracias porque tiene hambre y puede saciarla. Así mismo le digo que dé gracias porque puede sentirla.

¡Vaya, vaya!

Nos llaman a desayunar. Tenemos oídos para escuchar. ¡Eso me desborda!

Sentimos hambre. Nos llaman a saciarla. ¡Esto es un milagro!

¡Pero nos dan tanto y nos quejamos tanto!

También aprendí que en la vida todo es importante: la comida, la boca y el culito. Porque usted puede tener la plata para comprar la comida, pero si tiene el culito cerrado ¿de qué le vale?

Una persona que es la primera vez que asiste a los talleres, cuestiona el empleo por difícil. Y considera que la vida sí tiene su grado de dificultad. Con la misma decisión y tranquilidad que lo caracteriza, el doctor Gil le responde.

- Nosotros nos enredamos cuando pensamos que en la vida todo es difícil. Santa Teresa decía que en la vida es mejor no pedir nada, porque todo te lo dan.

¡Claro!

La vida es buena cuando yo la acepto, cuando me doy cuenta que el pasado, el presente y el futuro son uno. Porque estoy conectado a la fuente: al Origen.

¡ÉL, DIOS, TODO LO PROVEE!

Además la vida es buena cuando aprendo a no combatirla, aceptando "el aquí y el ahora". Cuando aprendo a tener DECISIÓN. Por cábala, la palabra decisión, es decir-sí, a todo lo que se me presente en la vida: que me quedé sin puesto, acepto. Que me pagan muy poquito, pues me pagan muy poquito. Qué me dejó la esposa o el esposo, me dejó y entonces ¿me muero?

El señor de la pregunta tose y el médico continúa con su explicación:

- Nos acostumbramos a decir "que esto está muy duro", "que esto es una mierda", "que nos vamos a morir de hambre", "que vea como me pagan de mal". Y no nos damos cuenta, que tenemos que tener respeto y cautela con la energía contenida en estas palabras, porque sin darnos cuenta, esto se nos convierte en un estilo de vida. Y la vida se nos vuelve una lucha por conseguir el trabajo, tener plata, mantener los hijos. Y nos enfermamos de luchar.

Ojo: no estoy diciendo que se vuelvan irresponsables. Esto es más sencillo: **¡Si yo amo lo que hago, no tengo por qué quejarme!**

Si aprendiéramos a vivir desde el ca-razón, viviríamos sanos. Pero como tenemos que vivir desde la justificación, la apariencia, la división, gracias a los griegos que nos metieron en este cuento de la razón, es que vivimos combatiendo.

Observen al que ama: este no se cansa, porque el corazón no se agota y no pide vacaciones los fines de semana o fines de año. En cambio, el que no está enamorado de lo que hace, todo le parece muy difícil. Dice "que por eso le pagan y le dan descansos", "que el trabajo es una tortura", "que qué cruz es el matrimonio".

Ahora pongamos unos ejemplos:

Al ingeniero que le pagan el mínimo y ama lo que hace, no le importa su sueldo.
¿Cierto?

En cambio el que combate por tener dinero, ese es el que después se jode porque lo echan del puesto o fracasa en su negocio, porque la plata es lo único que persigue. Y en compensación, al ingeniero que trabaja por amor le llega el ascenso, la oportunidad de un trabajo mejor, o la vida lo deja poner su propio negocio.

¿Ustedes han visto un enamorado? Cierto que es chorreando baba y no ve ni oye ni entiende. Y si la novia vive en Caldas, y hay un paro de transporte, no le importa irse a pie a visitarla. Pero en cambio el que no ama, le dice a su novia, que no va, aunque tenga carro particular, que mejor espera a que se normalice la situación.

Esto me recuerda que las personas que más educan en el desamor son las mamás: "Vea "mija", ese hombre que es un arrastrado, que viene a pie a hacerle la visita, no le conviene. Más bien, para que asiente cabeza; por qué no se casa con aquel, que es de buena posición social, tiene plata, tiene un carrito bonito y le manda flores cada ocho días".

¡Y claro!

La muchacha sienta cabeza, piensa con el "culo", se casa con el que no estaba enamorada, y vive fracasada el resto de su vida porque su hacer era estar enamorada del que no le gustaba a su mamá.

Por eso es muy importante que cada uno tenga claro su hacer: si yo necesito arreglar mis zapatos no voy donde el plomero. El secreto de esto está en hacer lo que hay que hacer, bien hecho e impecable!

¡Y no necesito mejorar nada!

Eso de la "Calidad Total" es una trampa: sí todos los días me proponen mejorar, es porque nunca voy a ser perfecto y nunca voy a ser feliz. Nunca puedo decir, "¡qué bien!", porque lo tengo que mejorar: compro el televisor último modelo, a los tres años lo acabo de pagar, y ya por el mismo televisor me están diciendo, "¿cómo, no tiene el televisor de pantalla extraplana?".

Hay silencio total en el ambiente. El viento dirige las ondas expansivas del ruido exterior. Se escucha un helicóptero. Al coro de ruidos exteriores, entra a formar parte el sonido del bacarat de las lámparas del salón y del móvil de aluminio, que suenan por orden de la batuta del director que los sopla. El médico asombrado, abre al tope sus párpados, interiormente está agradeciendo el poder escuchar. Cambia su posición de seisa. Recoge sus piernas hacia el estómago. Abraza sus rodillas con sus manos. Continúa.

-Alguien comentaba en un taller pasado, que ser feliz es hacer lo que uno quiere. ¡Y ojo! Eso es otra trampa: yo compro una casa a quince años. ¿Cierto que era lo que yo quería? Pero, ¿cómo termino de pagar esa casa? Cierto que arrugado, exprimido y ulcerado.

En mi caso, como terapeuta, yo no dicto estos talleres para convencerlos o decirles lo que quieren escuchar. Yo estoy aquí, dándoles un testimonio de vida. No me interesa si esto les gusta o no. Es más, si están acá, fue porque la vida los puso aquí: ustedes me necesitaban a mí y yo a ustedes para cumplir con mi hacer.

Simultáneamente del cuerpo del médico, se escucha la voz de la máquina anunciando **"/as veinte horas, cero minutos".** La otra, es la de él, que continúa con su hacer sanador.

- Si yo soy panadero, hago buenos panes sin proponérmelo, porque ese es mi hacer. La gente que vive inconforme con su hacer, es porque no está consagrada. Y como la misma palabra lo dice, con-sangre es que vivimos, gústenos o no. Por eso la vida, mientras aprendemos a trascenderla, es un cáliz que a diario tenemos que bebérnoslo. Y para consagrarme, yo tengo que ver a mi Padre en todo: en el jefe, el ama de casa, el criminal, el borracho....

¡Hombre, es que nosotros SOMOS MARIONETAS DE LA DIVINIDAD!

No somos el sujeto que se proyecta en el espejo, sino la imagen en el espejo. Si Dios dice A, es porque es A. Pero como vivimos combatiendo y tratando de hacer lo que queremos, entonces en *vez* de decir A, decimos B, y ahí es cuando nos enfermamos. No nos damos cuenta que respiran por nosotros. Y nos dan justo lo que necesitamos para vivir y hacer lo que tenemos que hacer.

A continuación el doctor hace la siguiente distinción entre trabajo y labor:

- Es curioso saber que la palabra TRABAJO tiene origen en la palabra TRIPALIUM, cuyo significado es POTRO DE TORTURA: ese que usaban los romanos para desgajar los músculos y romper los huesos. Esa idea persiste todavía hoy. El trabajo se ha convertido en una lucha, un sacrificio y en la única posibilidad de conseguir ganancia. El que trabaja, sólo piensa en la renta, pues EL TRABAJO NO CONTEMPLA LA IDENTIDAD DEL HOMBRE.

El hombre de humanidad no está diseñado para el trabajo. Recuerden a nuestros indígenas antes de la conquista que sólo sabían disfrutar de los dioses y no servían para el trabajo, después de la conquista, se les consideraba flojos e inútiles y por eso hubo que importar a los negroides que sí sabían trabajar y se esclavizaban.

El que trabaja sufre. El que trabaja lucha. El que trabaja se enferma y se incapacita. El que trabaja se estresa, se deprime, se aburre y se fatiga. El que trabaja cuenta los días de vacaciones y esta pendiente del almanaque para los días de DESCANSO: el que trabaja se traba en los sindicatos y sin DAR ni CATAR se enferma reclamando derechos.

Y en un principio el vínculo que unía al hombre con la creación, era la propia creación. Y justo en el momento que se rompe la fidelidad a la FUERZA UNITARIA del principio, la humanidad se divide generando el trabajo con dolor y no es capaz de desentrañar el misterio del cielo que ofrece las provisiones a cada hombre en su debido momento, así como la función de surtir de los necesarios elementos que hagan posible la comunión a través de él, con el principio generador.

Al principio era la LABOR, aquel que LABORA... ORA: es decir, mantiene comunicación permanente con la fuerza que le provee siempre de lo necesario e imprescindible para realizar su labor. No en vano nos recordaban que había que ocuparse del PADRE. El que labora se realiza en su hacer sanador. El que labora CONTEMPLA SU IDENTIDAD y realiza la acción como un encargo de lo supremo y no como una obligación para supervivir. El que labora está en el servicio de DAR y CATAR la existencia, con lo cual GOZA saboreando la vida. El que labora sabe que saboreando la vida, las añadiduras le lloverán como nube de estrellas desde el cielo y le inundarán de los más sutiles aromas y los cantos más encantados que jamás haya oído y se deleitará con cada palabra que susurrante le grita hasta el delirio: TENGO SABOR A TI.

Ya para terminar quiero hablar de Judas: al igual que Jesús, estaba iluminado. Ambos tenían claro su proyecto. Ambos sabían a que venían: Judas a entregar a Jesús, y Jesús a morir en la cruz. Jesús lo manifestó, cuando le dijo a Judas, "Lo que hay que hacer, hazlo pronto". Jesús no moralizo, ni se puso a llorar, ni a renegar del Padre o de Judas. Simplemente se limitó a su hacer. Bueno, ahora hagamos el Chi Kun de la Fe.

Posteriormente entran en oración. Una palmada fuerte y seca indica el final del taller.

LA PARTITURA DIVINA EN MÍ ES LA PALABRA SANADORA

"El Doctor sana que sana colita de rana", esta recostado contra el muro pequeño que divide la sala de espera del consultorio del salón-taller. Con la mano izquierda masajea el contorno de su ombligo. Luego endereza su cuerpo y se pregunta en voz alta ¿dónde me haré? Se dirige a la colchoneta que está al lado de las escaleras y se sienta. Se quita sus tenis blancos y los pone a un lado. Toma lista y por la izquierda hace honor al nombre. De una vez entra en el tema del día diciendo:

- La existencia es aquí ¿Y si no es aquí, dónde?
¿La existencia eres tú. ¿Y si no eres tú, quién?
La existencia es para vivirla ya¿ Y si no es ya, cuándo?

El médico, coloca su dedo medio en el entrecejo. Piensa por espacio de diez segundos lo que va a hablar. Posteriormente acaricia su barba canosa, esto expresa:

- La vida le va mostrando a uno el camino. Quiero hacerles una confesión: todo lo que necesito para vivir la vida, llega a mis manos, a mi cuerpo y a mi casa sin yo hacer ningún esfuerzo.

Recuerdo que una vez dicté una charla en Valladolid, España, sobre el no esfuerzo. Uno de los asistentes, sicólogo, que hablaba precisamente de lo contrario, dictaba conferencias y ya había publicado un libro sobre el valor del esfuerzo. Luego de la charla, tomándonos unos vinillos, había coincidido conmigo, en que no había hecho ningún esfuerzo para escribirlo. Y a partir de ese momento, ocurrió algo especial, también contempló esta opción, y la incorporó a su práctica, cambiando el discurso del esfuerzo por el del no esfuerzo.

Las cosas que les digo son para la vida y para que aprendan a ser flexibles y no dependan de preconceptos para vivirla. Esto me sirvió para la medicina. Nunca imaginé, dos años antes de graduarme, que una cartelera que contenía información sobre medicina bioenergética y a la cual yo no le había prestado atención, me iba a dar otra mirada de la profesión. Una señora organizaba los cursos que me iban a servir para empezar el camino hacia otra forma de ejercer la medicina. Ella me suministró el teléfono de "los grandes Magos" del momento. De ellos esperaba, que me enseñaran a trabajar la medicina desde sus vivencias, pero ninguno me facilitaba información. Recuerdo que el mismo doctor Jorge Carvajal, cuando me conoció, me expresó que; lo qué ellos se demoraban para aprender en siete años, yo lo podía hacer en uno. En ese momento yo no entendía que me quería decir él.

Luego en esa búsqueda, me invitaron a una reunión, donde estaban esos "Grandes Magos de Medellín", incluido el más reconocido, Rodrigo Alarcón. Ese día estaban resolviendo el caso de una paciente muy enferma, que ni con la medicina tradicional ni con la que ellos practicaban, habían podido hacerle un diagnóstico acertado. Este día ocurrió algo muy especial: el doctor Carvajal expresó que en ese lugar tenían la fortuna de contar con una persona que veía con las manos. Yo me sentí muy bien, porque pensé que al fin iba a conocer a una persona muy sabia, que me iba a ayudar a tener los conocimientos que necesitaba en este nuevo proceso. Cuando tremenda sorpresa me llevo, el tipo que veía con las manos era yo. El doctor Carvajal me cogió, me condujo donde la paciente y me dijo que le pasara las manos por encima y me preguntó que "qué veía en esa persona", yo le dije "que estaba partida en dos, que la mitad la veía blanca y la otra mitad negra y en el medio una varilla como de acrílico".

Ahí empecé a comprender que lo que me había ocurrido no era algo fortuito. La medicina tradicional me había enseñado a mirar los pacientes desde las consecuencias: la estructura física. Esta nueva opción, me empezó a mostrar la enfermedad desde las causas: el cuerpo mental. Y yo había entrado en una crisis, como la que me produjo la ceguera, para conocer mi nuevo camino. Recuerdo que a partir de mi ceguera, comencé a darme cuenta de una cosa: la vida se expresa a través del látigo divino. Jesús dijo, "no vengo a traer la paz, vengo a traer la espada".

Bueno y... ¿Científicamente el mundo no surgió del Big Bang? Por eso no me extraña que Caín haya matado a Abel. Si yo soy un sol, chupo a otro sol. Mientras una galaxia muere, otra galaxia nace. Y yo que me había quedado ciego para no mirar, la vida me había dado otra opción, la de ver, que es acceder a lo universal, a la sabiduría, a lo que es.

También me di cuenta que la ceguera no es buena, ni mala, es, lo que es. Eso fue algo que me llevó a descubrir el amor, la aceptación, la sumisión, la entrega, el dar sin recibir, el obedecer, el vivir como un idiota sacralizado. Por eso el amor te despelleja. El amor es un camino duro y escarpado. El amor nos poda todos los días y nos quita las hojas. Eso me recuerda la arepa antioqueña, ¿Cómo la preparan? Primero muelen el maíz, luego lo amasan, le dan forma, lo ponen al fuego y posteriormente otro se la come. Además se convierte en afrecho cuando el cuerpo lo digiere.

Y ya que hablamos del amor ¿Qué es?- Pregunta el doctor

Gil. Nadie contesta... Entonces prosigue:

-El amor es tener amo. Es hacer lo que desde el corazón siento. Es la palabra hecha carne en mí. "Y Dios dijo... hágase la luz" y la luz se hizo. O sea que el amor es sonido divino. Y el sonido que emite la partitura divina en mí, es la palabra sanadora. De ahí se desprende una frase clave que emplean las mamás para curar al niño, "sana que sana colita de rana".

En ese momento, Beatriz la esposa del médico, agachada, se acerca a él por la espalda y le dice que una paciente está hospitalizada. Le susurra al oído unas palabras. El médico invita a los talleristas a realizar el Chi Kun de la Fe. Posteriormente entran en oración. Un tallerista que asiste por primera vez, le pregunta cuál es la diferencia entre meditar y orar. Esto explica el doctor:

- Al meditar tomo conciencia de lo que hago: me vuelvo café al desayuno, me vuelvo dolor si tengo dolor, o sea que vivo cada momento de la vida y me consagro en cada acto porque lo vivo como si fuera el primero y el último, porque vivo el aquí y el ahora. En cambio oro cuando me remito al padre para darle las gracias, "he aquí señor tu esclavo, hágase en mí según tu palabra". Y entra en oración.

El médico al finalizar pide la comisión de aseo. Se despide rápidamente. En la puerta lo esperan unas personas que lo invitan a entrar en un carro verde, rumbo a su destino sanador.

EL DOCTOR SANA QUE SANA COLITA DE RANA UN MÉDICO QUE SANA CON LA PALABRA

> Sólo para oír pasar el
> viento vale la pena
> haber nacido

"El paraíso está aquí y es posible vivirlo. Tan sólo se precisa un pequeño cambio de actitud mental frente a la vida... Debemos burlarnos del dolor y del sufrimiento porque no estamos diseñados para sufrir. El sufrimiento se plantea como una vía de liberación del espíritu y una opción para burlarnos del miedo, como un fantasma que nos permite descubrirnos en nuestra falta de fe. También de las envidias, los rencores y la violencia porque nos muestran inmersos en nuestro afán de poder. De los códigos y de los esquemas de la sociedad de turno porque nos descubrimos atrapados y esclavizados en ellos. ¿Cómo no burlarse de uno mismo? Gritamos constantemente que hemos progresado en la civilización y que nos hemos liberado de los grilletes y de las cadenas de otros tiempos, pero ahora esos grilletes y cadenas son más sutiles, como la esclavitud a determinados hábitos y costumbres es peor... En mis cursos-taller nos buscamos, nos encontramos y nos definimos en el amor. Comenzamos con una actividad referida al cuerpo para reconocerlo y amarlo como el instrumento útil en ese cambio hacia la fe y la oración. Hacemos antigimnasia, estiramiento y continuamos con una técnica llamada

Do-inn, un masaje orientado a movilizar la energía de los cinco sentidos masajeando los diferentes recorridos de los meridianos o canales de acupuntura. Hacemos también danza, meditación y oración. Todo para vivir y experimentar el carácter unitario de la existencia.

Contemplar la vida desde esta óptica te hace saltar a la experiencia de lo ridículo y lo burlesco, porque, inevitablemente, todos te dirán que estás loco; y cuando te lo digan, debes tenerla seguridad que" vas por buen camino.

CAPÍTULO TERCERO
EL MÉDICO QUE ENSEÑA A SANAR

"El Doctor sana que sana colita de rana" está en su consultorio susurrando canciones de cuna: recibió hace meses a una paciente con alma de adulto que nunca la habían dejado ser niña, ahora ya no era la misma, se había reencontrado con el origen de sus miedos no trascendidos.

Suena la voz mecánica que le avisa que es la hora del compromiso con sus talleristas. El médico le da un beso en la frente a la señora-niña, quien está acostada mirando lo que hay en el consultorio donde observa un octágono.

Mientras la paciente recoge el bolso del perchero, él abre las puertas aladas de su consultorio y se dirige para el salón-taller, donde María Victoria está riendo y contando un chiste.

El doctor se sienta dando la espalda a las escaleras y le llama la atención para que lo repita. Ella sonríe tapando su boca con los dedos y comienza con un: "Ave María doctor", este es el cuento del pastusito que se había muerto de risa, ja, ja, le hicieron la autopsia y no le encontraron el chiste, ja, ja.

- Otro- Le pide el doctor, ella le contesta:

- Ja, ja, Médico, hoy no tengo más cuentos.
- ¿Quién cuenta otro?- Pregunta el médico

-Yo - Responde Carlos Alberto- Este era el de los tres amigos viejitos que se reunieron a hablar de las bondades del viagra. Entonces resulta que decidieron tomarse cada uno de a pastilla. Al rato dice uno de ellos, "Que me traigan a Naty París", el otro, "A mí que me traigan a Cata Gómez" y el tercero, "A mí que me traigan a EMI o al doctor Gil para que me haga una polaridad".

La puerta de la cocina está cerrada. La cara que da al salón tiene una hoja de tríplex barnizado, adornada con una moldura café obscura en forma de rectángulo, que remata en los cuatro bordes con un semicírculo. Este diseño lo tienen el resto de las puertas interiores de la casa, excepto la del consultorio. Puerta de donde sale la "señora Beatriz", como llama cariñosamente el médico a su esposa, quien viene de hacer algún oficio doméstico, como es su costumbre, antes de participar con los talleristas en el automasaje. Le dice a Carlos Alberto, señalándolo con el dedo índice derecho: "Ese chiste también usted se lo inventó". Comentario que despierta la solidaridad de otros tres talleristas que afirman lo mismo. A lo cual Carlos Alberto dice que, "sólo la última parte".

El doctor Gil se ríe y acaricia su barba canosa. Luego pregunta a los que vienen por primera vez si tienen un chiste. Ninguno habla. Entonces explica que todos los nuevos deben traer uno, "pero eso no quiere decir", aclara, "que esto sea un motivo para que no vuelvan. La idea es que utilicemos el humor como vía de sanación, puesto que nos enfermamos por rígidos, por adultos y adulterados. A ver Claudia, -insiste el médico- un chiste".

-Este es el de una olla de cocina que no quería ser olla. La mamá le decía que no podía ser otra cosa y la castigó. Entonces fue olla a presión.

Muy bien. Ja, ja. Otro. A ver Rodrigo, ja, ja.

-Yo doctor.

-Sí, Rodrigo.

- Doctor. Este es el del tipo tan pobre, tan pobre, que se murió y lo enterraron parado porque no tenía donde caerse muerto.

El doctor Gil cuenta el de las tres viejitas que tenían alzheimer. Una de ellas se murió. Al otro día le preguntó Lucrecia a Marta, ¿oíste, cuál de las tres fue la que se murió ayer?. Y Hernando de Jesús cuenta dos chistes: el del tartamudo que le dicen que se meta a una escuela de tartamudos. Este responde "y papapapara qué, sisi yo lololo hago muy muy bibien"; y cuenta uno que él cataloga de sexista: "¿Desde cuándo viene la menstruación?", el mismo contesta, "desde que Eva cometió el primer pecado, y Dios le dijo, "Pagaras tu pecado con sangre", y ella le respondió: "lo puedo pagar por mensualidades".

Después de un rato de carcajadas, el médico toma lista y hace honor al nombre: una de las talleristas lo dice incompleto. El médico la invita a que lo complete, "¿Claudia qué?", "Claudia María Restrepo Jaramillo". El doctor vuelve a mostrar la importancia de decir los nombres y apellidos completos, e insiste en que este trabajo les ayudará a recuperar su identidad masculina y femenina, como también a recordar su misión y cómo van a realizarla.

Posteriormente se coloca de pie. Los talleristas hacen lo mismo. Levanta las manos y dice la palabra "bien", luego mete los pulgares entre los otros dedos de cada mano y los lleva al centro del pecho diciendo la palabra "ven". Y por último abre las manos en cruz y dice la palabra "idos". Esto lo hace varias veces, repitiendo lo siguiente: "bien- ven-ida la tristeza" dice el doctor, "bienvenida" repiten todos. "Bien- ven-ida la pobreza", "bienvenida" vuelven a repetir. "Bienvenida la riqueza", "bienvenida" ... Además explica que si en la vida le diéramos la bienvenida a todo, no sufriríamos, como por ejemplo, a una novia, o a un novio que viene o que se va, o al empleo que vino o que se perdió. Añade:

- Observen que con sólo empezar a decirle al dolor, al sufrimiento o a lo que se les presente, bienvenido, van a empezar a superar muchos de los problemas que tienen. Es que si uno empezara a vivir y a comprender esta palabra, uno resolvería sus conflictos.

¡La vida es como es y no puede ser de otra manera!

Uno se enferma por una estructura mental que se llama ego, que lo quiere poseer todo. Pero no nos damos cuenta que en la vida todo fluye libremente y yo no puedo poseer nada. **Por eso somos luz,** y la luz viaja hacia todas las direcciones. Y la luz no se deja retener. Fíjense que cuando digo "idos", y abro las manos, es para que me venga la otra o el otro que se fue (novio o novia), o aparezca el empleo nuevo. Pero, ahí está el problema, me quiero quedar atrapado en el bien y cierro las manos. Sólo pienso en lo que pudo haber sido y no fue. Entonces me enfermo. Y me enfermo porque estanco la energía mental, que luego se somatiza en el cuerpo, por querer ser mentirosos y aparentar lo que no somos. Pero no tenemos presente que el cuerpo es sincero. Por ello debemos ser coherentes entre lo que pensamos, sentimos y hacemos para no enfermar.

Esto me recuerda a los hijos de una señora, que me solicitaron el favor que fuera a visitarla a su casa. Pero eso sí, me advirtieron, "no le vaya a decir a mi mamá que tiene cáncer". Lo primero que le dije a la señora cuando entré a su pieza fue, "qué hubo del cáncer". "Doctor", me contestó, "es la primera persona que da con lo que tengo. Pero le pido un favor, no se lo vaya a contar a mis hijos".

Después de unos segundos de risas, "El Doctor sana que sana colita de rana" invita a sus talleristas a realizar EL MASAJE DE ARTICULACIONES, LA DANZA TERAPÉUTICA Y EL AUTOMASAJE:

- El automasaje, la danza terapéutica y el masaje de articulaciones son un encuentro de yo con yo, donde voy a reconocerme con la estructura. Lo anterior es una técnica milenaria, que no me la inventé yo, y que ayuda a prevenir cualquier enfermedad, puesto que la enfermedad es energía que se cristaliza en el cuerpo, porque se estanca y no se mueve. Eso sí; les advierto, como esto es movimiento de energía, puede ocurrirles que si no tienen nada, puede que de pronto por ejemplo, les aparezca una ira o una rabia sin saber por qué; lo mismo que puede ocurrirles que están enfermos y se acaben de agravar. Pero no se preocupen, están entrando en una crisis de sanación que dura máximo tres días.

Un tallerista le pregunta, "¿Doctor y si el paciente se muere?". Él le contesta, "Era porque tenía que morirse." y agrega:

- Hombre, no se enreden la vida, que ella es como es y no puede ser de otra forma. Lo importante es que cada uno viva y aprenda de lo que le toque.

En el caso de las articulaciones, ellas me enseñan que debo de tener flexibilidad en la acción. La flexibilidad que tengo que tener en la vida. Miren los huesos que son duros, ¿Qué quiere decir esto? Qué tengo que tener firmeza en la decisión y flexibilidad en la acción.

Ahora comencemos por el MASAJE DE ARTICULACIONES, que vamos a hacer a partir de movimientos suaves y lentos.

El doctor comienza con los dedos de su mano izquierda. A medida que los toca, acaricia y mueve en todas las direcciones y en forma de tirabuzón, explica el significado de cada dedo. Luego lo hace con los dedos de la mano derecha. Los talleristas imitan lo que el doctor va haciendo.

-Empecemos con el MEÑIQUE: lo primero que descubro con este dedo, es que soy muy pequeñito, que soy un polvo de estrellas, puesto que ante la magnificencia del universo ¿quién soy yo? una partícula. El meñique me recuerda que para reencontrarme con lo divino debo ser un niño. Además me recuerda la sumisión ante el cielo, que no quiere decir que debo estar arrodillado adorándole al señor, sino que tengo una misión que cumplir, que es mi hacer, el cual debo realizar impecablemente. Así mismo es bueno decirles que este masaje es bueno para problemas del corazón.

ANULAR: vamos respirando despacio, profundo. Este masaje de articulaciones lo podemos hacer todas las mañanas, despacio, mientras nos desperezamos en la cama. El anular me recuerda que debo anular algo, que debe ser eso que llaman ego o los ismos, como el egoísmo, el egocentrismo y todo lo que tenga que ver con ismos. También me recuerda que debo anular la importancia personal o mi protagonismo. Y me dice algo: seré yo mismo. Hace mucho tiempo la ciencia determinó, que el hombre ya no es el centro del universo, sin embargo, nos seguimos creyendo el centro: ser el mejor padre, la mejor madre, tener la mejor familia, ser el mejor estudiante, estudiar en la mejor universidad, ser el mejor empleado, trabajar en la mejor empresa... eso es demasiado protagonismo. Nos da miedo dejar de ser el centro. El ego quiere llamar la atención y la mejor manera de hacerlo es con la enfermedad. Sigamos masajeando el dedo de los anillos, del compromiso, del yugo: de ahí salió la palabra yoga, que quiere decir unión; por ello es el dedo del matrimonio cósmico. Así mismo es el dedo que me recuerda la humildad que debo tener ante los hombres, o sea que no debo creerme más o menos que nadie.

DEDO MEDIO: es el dedo de los sentimientos. Representa lo que soy, un proyecto de luz, luz que viaja en todas las direcciones, porque yo soy un viajero de luz. Y cuando me doy cuenta de ello, soy flexible, porque sé que yo viajo en forma circular y no en línea recta hacia un sólo punto de llegada. El dedo medio me indica que no debo ser rígido, que no debo quedarme atrapado en el conocimiento -al conocer-miento- y que soy sabiduría, o sea que soy lo que soy.

INDICE: me recuerda que el trabajo espiritual es de yo con yo, y que no debo estar en busca de la experiencia del otro para incorporarla como modelo de vida, como las ideologías, puesto que cada uno es un ser único, especial e irrepetible. Yo no puedo encapsularme en las experiencias de otro viajero de luz, que no sean las mías para realizarme en la existencia divina. La experiencia de Juan es la de Juan y la mía es la mía. Por ello el índice me indica el sentido providencial de la existencia, que me dice que soy un viajero de luz y como tal debo moverme en movimientos corpusculares y flexibles; no hay nada rectilíneo, observen ustedes el universo, no hay nada en línea recta. Pero parece ser que la única línea recta que tenemos es la estructura mental; o sea que si nosotros estamos sufriendo, es porque vamos en contra corriente y no nos estamos moviendo en el sentido circular de la existencia, puesto que nos estamos moviendo en línea recta, y por ello nos reventamos. Existe una frase muy bonita que dice, "Todo lo rígido y duro se parece a la muerte, y lo flexible y blando se parece a la vida". Es además el dedo de los recuerdos, ya que me sirve para recordar mi proyecto de vida. Pero como es más fácil vivir culpando al otro, para no hacer lo que tengo que hacer, el índice lo convierto en el dedo acusador, "usted fue", "por culpa suya", "usted no me dejó", "yo creí que usted me iba a salvar". Esto me da pie para hacerles una aclaración, el trabajo que yo realizo no tiene que ver con cristianismo, budismo, protestantismo, ni tampoco es una secta satánica. Yo soy Jorge Alonso Gil Henao viviendo su experiencia de luz. Mi hacer es sanar y auto sanarme con la palabra. Eso es lo que hago. Este dedo también me recuerda que somos un soplo divino, que somos el producto de un aliento. El génesis dice, "Y Dios sopló". Eso me recuerda el chiste que contaba ayer Beatriz, ¿que por qué Dios hizo primero a Adán? Porque Él pensó, "esto se puede mejorar". La mujer es el símbolo de la perfección: sí hay algo perfecto en la creación es ella, si hay algo torpe, terco y testarudo, es el hombre. El hombre, además de lo que dije, es tan irresponsable pregunta el médico- ¿A quién Dios encargó del paraíso? A Adán ¿sí o no? ¿Y cuándo reclamó por qué se habían comido la manzana, a quién llamó al orden? ¿Cierto que a Adán y muy cómodamente este le echó la culpa a Eva?

En este momento un tallerista dice que Eva no se debiera de llamar Eva, sino illa, porque fue sacada de una costilla y no de una güeva. Luego de unas carcajadas, el médico dice que el nombre Eva significa humanidad, madre de todo lo viviente, e invita a seguir con el masaje del dedo pulgar.

- EL PULGAR: representa la divinidad, el mental superior, el big bang inicial. Es el único dedo que se puede juntar con los otros, y esto me recuerda que Dios se ocupa de cada uno de nosotros para que no nos falte nada y tengamos lo justo para vivir nuestro camino espiritual, ni más ni menos.

Posteriormente el médico dice que las manos significan o tienen que ver con el dar o el recibir: "sí tenemos algún problema con ellas, es por avaros".

Sigue realizando el automasaje y mostrando el significado de las demás articulaciones, recordando que hay que moverlas suave y en todas las direcciones.

-EL CUELLO: tengan presente que en las articulaciones, todos los masajes se hacen profundos y suaves; si usted siente que le duele algo, hágale, masajee, sin que llegue a la tortura china. En las mujeres embarazadas el masaje debe ser suave y superficial. Sigamos desbloqueando articulaciones para que la energía circule. Además tengan presente que todas las articulaciones tienen que *ver* con la aceptación. Por ello, si observan, cuando uno no acepta algo, se enferma de alguna de ellas. En el caso del cuello, tiene que *ver* con la aceptación de la autoridad: cuando tengan problemas con el jefe o con alguien que represente la autoridad, que pueden ser ustedes mismos, se pueden enfermar de esta articulación. Han visto a los niños asmáticos, ellos tienen mamás asmógenas, mamás "mamonas", mamás que no dejan respirar al niño: ellos se alivian cuando la mamá deja de molestarlos. Por eso me gusta mucho la definición de buzo, "prenda de vestir que las mamás les ponen a sus hijos cuando ellas tienen frío". También el cuello es el centro de lo masculino, de la creatividad, de la adaptabilidad, cuando nos da rabia, por ejemplo, empezamos a toser. Y esto que les digo es para que vean que detrás de cada enfermedad hay un problema emocional. Además representa el centro de la comunicación, la palabra, el poder de la sanación, asociada con el oído, ya que para ser impecable con lo que le digo al otro, primero debo escucharlo.

Para que tengan una buena salud, el doctor les pide a los talleristas que mantengan siempre la columna vertebral recta, puesto que una columna recta facilita la respiración abdominal y el estar alertas. Prosigue con el automasaje y ahora le toca a los:

HOMBROS: vamos rotándolos para un lado, luego para el otro. Ellos me recuerdan que en la vida podemos ir hacia adelante o hacia atrás. Pero como decimos, "para atrás ni para coger impulso", por inflexibles, nos enfermamos.

LOS CODOS: podemos masajearlos con los nudillos de los dedos. Estos nos facilitan el abrazar. ¿Han visto que las personas que no son capaces de abrazar se enferman del corazón? Lo mismo aquellas personas que se abren a codazos en la vida por encima de los otros. Los codos también representan la aceptación de la autoridad celeste, "qué se murió mi mamá", le tocaba; pero como no aceptamos la vida como es, nos enfermamos de las articulaciones.

LAS MUÑECAS: las rotamos en todas las direcciones. Nos recuerdan que la vida es un juego de niños. Pero como tenemos que vivir como adultos, nos volvemos rígidos, serios y enfermamos. Además, cuando no tengo definido el espacio que mi ser debe ocupar, invado el espacio del otro y pasa, por ejemplo, lo que los padres hacen con los hijos, no les dejan vivir su experiencia de vida, imponiendo su criterio, enfermándose ellos y enfermando a sus hijos.

LA PELVIS O CADERA: la giramos para un lado, luego para el otro. Nos ponemos en la posición del jinete y vamos a movernos hacia adelante y hacia atrás, bajando despacio y luego subiendo. En la pelvis está todo mi sistema genitourinario. Aquí trabajamos "mi identidad", "mi responsabilidad", "mi vitalidad" y "mi origen". ¿No venimos del agua? Una persona que tenga problemas de vitalidad, que está como baja de energía, es que tiene problemas de agua, que puede expresarse como miedo, o como exceso o falta de responsabilidad. Sí Dios todo lo provee, ¿de qué me preocupo? Con este masaje prevenimos quistes de ovario, tumores de próstata, problemas de riñón, y todas las enfermedades genitourinarias. A nivel emocional se trabajan los miedos, las fobias y los pánicos. **Por eso la vida hay que vivirla como venga.**

RODILLAS: muy bien, las amasamos un poco. Ellas me enseñan que soy un proyecto de luz y que no debo poner resistencia a la vida. También me indican que tengo que estar flexible para aceptar la carga que me dieron: ¿han visto la sabiduría de los bultiadores, estibadores o como los llamen? ¿no es cierto que ellos se inclinan para levantar un bulto?, ¿han visto a alguien que se monte un bulto al hombro sin agacharse? Las rodillas representan la humildad. Acaso no decía la Superdotada de Gracia, María, "¡He aquí la esclava del señor, hágase en mí según tú palabra!". Representan la aceptación terrestre. Tienen que ver con mi hacer, que está representado en las piernas: cuando tengo problemas con lo que hago, me puedo enfermar de ellas. Hablando de las rodillas, me acuerdo del presidente Turbay que en el conflicto árabe-israelí le preguntaron, "¿Usted que opina de la posición árabe", y respondió, "a Nidya le gusta, a mí no, porque me duelen las rodillas".

LOS TOBILLOS: los rotamos para todos los lados, luego los desplazamos arriba y posteriormente abajo. Ellos representan el sostén de la vida. Nos ayudan a sostener la carga que nos da la vida. Una persona que se enferme de los tobillos y que se postre en una silla de ruedas es porque no quiere soportar más ese peso.

Con los dedos de los pies, el doctor dice que los asocien con los dedos de las manos, y que se les dé el mismo significado que se les dio a ellos e invita a que hagan el mismo ejercicio que se hizo con los dedos de las manos (moverlos suavemente, profundamente y en todas las direcciones).

Al concluir el masaje de articulaciones, el doctor explica que la mejor posición para estar de pie, es flexionar un poco las rodillas, poner chapines los pies (talones abiertos, puntas cerradas). Esto con el fin de no cansarse y de mantener el cuerpo en una posición relajada. Luego invita a que realicen LA DANZA TERAPÉUTICA, moviendo todas las articulaciones del cuerpo en el sentido que quieran, "con creatividad"; pero eso sí, advierte, cada uno debe escuchar su ritmo interior: "!Que están rabiosos!, dancen la rabia. ¡Que están deprimidos!, dancen la depresión. ¡Oh dancen, lo que tengan!". Esto con el fin, aclara, de mantenerse alertas y darse cuenta de... y para entrar en una conciencia superior que los lleve a trascender esos estados de ánimo, como que desubican. Así mismo, recalca en la respiración abdominal, que debe ser llevada hasta el vientre para centrar las emociones. Es una función celeste que debe complementarse con una breve pausa al final de cada expiración e inspiración.

En este preciso momento, la esposa del médico corre el velo de la cortina. Abre la celosía de la ventana e invita al viento a entrar, que comienza a mover las lámparas de Bacarat como al móvil del salón, dando así una nota refrescante a la partitura de la respiración, motivo que le da pie al médico para decir:

- ¡Déjense llevar y acariciar por el viento!, !No le pongan resistencia!, ¡Respiren, respiren con el ritmo de la danza!, ¡No le hagan resistencia!.

Posteriormente realiza el AUTOMASAJE y hace la siguiente propuesta: "Amen al prójimo como a ustedes mismos. Quieran su cuerpo, que es el vehículo que les está permitiendo viajar en esta experiencia de humanidad, puesto que no somos humanos viviendo una experiencia espiritual, sino que somos espíritus viviendo una experiencia humana.".

Recalca en hacer esta técnica todos los días, diez o quince

minutos, o el tiempo que se quiera emplear en ello, puesto que con este masaje "se ahorran el tiempo y el tratamiento de una enfermedad larga y dolorosa. Además se ahorran el dinero para la medicación, ya que todas las enfermedades son susceptibles de tratarse sin medicación y sin el médico: "no hay paciente, no existe consulta". Y la medicina es un negocio, que detrás de ella están los hospitales, las universidades, los laboratorios, los médicos...". Así mismo afirma que, con el automasaje, si lo realizan todos los días, se empezaran a dar cuenta que van a tomar una actitud diferente frente a la vida. Fuera de eso, como explico anteriormente, se van a enfermar menos, ya que emocionalmente van a estar más estables. En la China, (ilustra con un ejemplo), se han dado cuenta que con el automasaje, los niños tienen mejor crecimiento y desarrollo, y son más atentos en el salón, "¿se imaginan si un profesor hiciera el automasaje o el masaje de articulaciones antes de comenzar el día de clase, cómo sería la actitud del niño frente a la vida y a los conocimientos que le imparten en la escuela?". Inicia la técnica así:

- Bien, el AUTOMASAJE es un masaje llamado Do-inn, que se realiza sobre los canales de energía y de acupuntura.

Comenzamos con la **CABEZA,** frotándonos el cuero cabelludo, como si nos hiciéramos un champú: suave y profundo. Insistan en la parte de atrás, que trabaja mucho los puntos de decisión. Las personas que están muy confusas, que están muy enredadas, que les da el famoso dolor de cerebro, es porque tienen molestias con lo que están pensando. Por ello cuando tengan mucha diarrea mental, porque están pensando mucho, se dan tres golpecitos en la CORONILLA para cambiar el ciclo de los pensamientos. Es además **la coronilla un punto de emergencia:** si tengo algún dolor en el estómago, lo mismo un dolor de muela, una hemorragia vaginal... colocó una mano en la coronilla y la otra en el punto afectado. Y si es un dolor del alma, se colocan la mano en la coronilla y masajean el ombligo.

Ahora halemos un poquito el **cabello:** el cabello está relacionado con la energía de los riñones, con el elemento agua. Entonces la calvicie es un problema de vitalidad. La caspa ¿qué sería? La caspa son estructuras mentales muy rígidas. Lo mismo los cayos y las verrugas, que son producidos por cosas del pasado, y uno les sigue dando vueltas.

Seguimos con la **FRENTE:** la masajeamos con una mano, luego con la otra, ella nos muestra que tenemos que afrontar la vida, no enfrentarla, porque ahí es cuando nos dividimos, entramos en la pelea, combatimos, nos descalificamos y competimos con los otros por ser los mejores. Si nosotros afrontamos la vida en vez de enfrentarla, estamos usando los dos hemisferios como complementos, no como opuestos y enemigos.

Luego masajeamos las **CEJAS** y los **OJOS:** la visión está relacionado con la decisión, su patología es la ira, ¿se han fijado cuando me da rabia, que los ojos se me ponen rojos, como con "ganas de matar y comer del muerto"?

Con los dedos índices frotamos a lado y lado la **NARIZ:** el olfato está relacionado con la alegría.

Masajear los **PÓMULOS** es útil para problemas respiratorios. La respiración está relacionada con los recuerdos y la serenidad, la patología es la melancolía.

Las **MEJILAS:** el masaje nos sirve para problemas digestivos. Y la digestión está relacionada con la solidaridad.

Luego con los pulgares masajeo el **MAXILAR INFERIOR:**

ideal para mejorar el sistema inmunológico, el sistema de defensas, además sirve para tratar y prevenir los problemas de garganta.

Ahora las **OREJAS**: para prevenir la sordera. Los oídos están relacionados con el elemento agua. Tiene que ver con la responsabilidad y su patología son los miedos. Metemos las orejas entre los dedos índices y los dedos medios. Lo hacemos rápido para recuperar la vitalidad. Este masaje es bueno para trabajar la depresión. Ahora, por reflexología, tomemos el pulgar y el índice en forma de pinza y presionamos toda la oreja. Este es un masaje para todo el cuerpo. Si observan la oreja, se darán cuenta que tiene la forma de un feto invertido, por eso es bueno para cualquier enfermedad, por ejemplo, si tengo dolor de cabeza, me froto el lóbulo.

Para terminar con la cabeza, vamos a trabajar la parte de las **MANDÍBULAS,** en la articulación temporomandibular, para evitar problemas de bruxismo: han visto cuando uno está tenso o tiene mucha rabia, que chasquea los dientes; pues bien, el masaje en estos dos puntos de la articulación que une el maxilar inferior con el superior, me ayuda a prevenir la ira.

Bien, ahora con la mano izquierda y luego con la derecha busquen puntos dolorosos en el **CUELLO**: el cuello es un centro de aceptación, de asimilación. Por eso yo pienso que uno debiera hacer el desbloqueo de cuello, siquiera tres veces al día. Sigan masajeando.

Luego con los **HOMBROS,** a un lado, al otro. Tienen que ver con el peso de la vida. Uno se enferma por llevar maletas ajenas, cargas que no son propias, como las de los hijos, los familiares, el prójimo. Pero resulta que a cada uno le dan lo que puede soportar, entonces nos enfermamos por metidos. "Es que doctor", me dice un anciano que el otro día fue a consultarme, "no puedo con este peso que tengo en los hombros por los problemas de mi niño". Le pregunté "¿cuántos años tiene su niño?". "Doctor, cincuenta y cinco años". Ahí está su problema: un niño grande que no quiere soltar.

Ahora bien, esto que les estoy diciendo es para que no critiquen al otro. En este trabajo de sanación, ustedes primero se tienen que fijar en ustedes. Y cuando hayan vivido esta experiencia, ahora sí, acompañen al otro y enséñenle lo que aprendieron. **No apliquen la teoría sin conocerla en su práctica. No juzguen.**

Sigamos con las **CLAVÍCULAS,** a un lado al otro. Por encima, por debajo. El masaje de clavículas sirve en el borde interno para problemas de riñón, en el medio para problemas de estómago y en el borde externo para problemas de pulmón. A nivel síquico este masaje ayuda a trabajar la tristeza, la obsesión, la adicción y los miedos. Búsquense puntos dolorosos.

Ahora vamos por todo el **ESTERNÓN:** desde la punta abajo, voy subiendo, subiendo con los nudillos de los dedos, hasta la horquilla esternal. Este masaje es excelente en las depresiones, sobre todo en esas crónicas. Masajeen, masajeen.

En el centro del pecho encontraran un punto que se llama el **Centro de la Sinceridad,** para los que conocen de acupuntura es el 17 de Ren Mai, **que** es su nombre alquímico espiritual y es un resonador de energía. Punto excelente para las alergias; en una crisis asmática aguda, hay un tratamiento muy especial: para los que no conocen la moxa, cogen un cigarrillo y lo prenden, luego lo acercan a ese punto y lo retiran varias veces; ahí puede aparecer una ampolla, pero no se preocupen que ante una urgencia de éstas, ella no causará mayores traumatismos. Recuerden que también existe el punto de emergencia. Lo cual nos da otra alternativa para tratar el asma, en este caso, ponemos una mano en la coronilla y la otra en la horquilla esternal.

Bueno. Masajeamos los **ESPACIOS INTERCOSTALES**, como su nombre lo indica, espacios entre las costillas. Nos sirve para pacientes con crisis de angustia, de miedo y muy ansiosos.

A continuación, juntamos los dedos, como cuando estamos indicando un montón de cosas. Esta posición la llaman "la flor del ciruelo", las llevamos al **centro del pecho** y nos damos unos golpecitos para estimular la vitalidad.

Muy bien. Frotamos las manos y vamos con el **drenaje de líquidos:** con las palmas de ambas manos, con la mano derecha en la parte de arriba del pecho izquierdo, y simultáneamente con la mano izquierda en el abdomen en el extremo derecho, damos unos toquecitos como de tambor. Luego, al contrario. Recuerden que las secreciones están asociadas con las obsesiones. Dícese de obsesión, de una idea que se repite, repite y usted no resuelve nada. Esto la sicología lo llama la neurosis. Nosotros somos muy neuróticos. Si, por ejemplo, estoy diciendo, "la plata no me alcanza, la plata no me alcanza...", se compra un vestido, "la plata no me alcanza, no me alcanza", que hay que pagar los servicios públicos, "la plata no me alcanza, la plata no me alcanza". Eso genera secreciones. Una gripa con moco significa que hay obsesión en algo que usted no acepta. Un flujo vaginal, significa que hay obsesión frente al manejo de su energía sexual. Diarrea con moco es algo de lo que usted está huyendo y le genera mucha obsesión. Una obsesión con el pasado también puede producir acné. O una idea a la cual usted le da muchas vueltas, le puede producir un abceso.

La **pus** o todo lo que tenga que ver con fluido de líquidos, tiene que ver con obsesiones.

Vamos con las MANOS: primero con la izquierda, luego con la derecha. Extendamos la mano con el pulgar hacia arriba, y demos unos golpecitos desde el hombro con el puño cerrado, por todo el borde superior, hasta llegar al pulgar por un canal de energía o de luz que se llama pulmón. Volteo la mano y me devuelvo por el índice, colon. Estas dos vías de luz, aparte de que nos ayudan a trabajar los problemas de pulmón, de colon y de piel, nos sirven para trabajar la prevención de la tristeza y de la melancolía.

"El Doctor sana que sana colita de rana" explica: otra técnica que puede ayudar a prevenir la tristeza y la melancolía, es la respiración abdominal, y aclara, "aunque usted no sepa nada de teoría, con eso sólo tiene para entrar en otro estado de conciencia".

-Seguimos con el centro de la mano izquierda, e igual se hace con la mano derecha. Se baja dando golpecitos con el puño por el centro del brazo hasta llegar al dedo medio. Luego se voltea y se devuelve por el dedo anular hasta llegar al hombro. Se repite por tres veces. Y estamos trabajando el **"Maestro del Corazón"** y el **"Triple Recalentador"**. Masaje para la estabilidad síquica, estabilidad emocional; además sirve para aprender a filtrar la información y despertar la conciencia unitaria.

Ahora extendemos la mano con el pulgar hacia arriba, primero una mano, luego la otra, y demos unos golpecitos empezando por las axilas, por todo el borde inferior, hasta llegar al dedo meñique, por un canal de energía o de luz que se llama corazón. Volteo la mano y me devuelvo por el mismo dedo, intestino delgado, hasta llegar al hombro. Lo repito por tres veces. Y aquí estamos trabajando **"La alegría de vivir"**: prevenimos la manía y la depresión. El sabor que estimula la alegría es el amargo, por eso acostúmbrese a tomar entre las once de la mañana y las tres de la tarde, una bebida amarga. Uno puede equilibrar el siquismo con los sabores: el picante ayuda a trabajar los recuerdos, la sal la responsabilidad, el dulce distribuye las emociones y el ácido trabaja la decisión.

Ya trabajamos los dedos y las muñecas. Lo que sí les quiero explicar, que masajeándose el **centro de la palma,** están estimulando algo que llaman "El Palacio de la Jornada". ¿Han visto a un obrero de construcción que recuesta sus manos en la punta de arriba de la pala, y que el supervisor o el maestro de obra lo regaña porque supuestamente no está haciendo nada? Pues bien, resulta que este ser, aunque no sepa nada de esto, su cuerpo muy sabiamente, en esta posición, está recargándose de energía. Lo mismo ocurre cuando se escupen las manos y las frotan.

Ahora empuñemos las manos y con unos golpecitos suaves, vamos a masajear la **parte de atrás de los riñones.** Aquí trabajamos el meridiano de vejiga. Elemento agua, donde está la responsabilidad, la identidad, la voluntad divina, la cautela, la precaución. Prevenimos con este masaje los cálculos de riñón, problemas de vejiga, próstata, endometriosis y todos los problemas genitourinarios. A nivel emocional trabajamos los miedos.

El médico les pide el favor a los talleristas que con la punta de los dedos se den golpecitos atrás, en las falsas costillas, manteniendo la boca cerrada, la lengua en el paladar superior, los dientes apretados, emitiendo el sonido de la UUUUU. De su cuerpo se escucha la voz mecánica, anunciando **"las *veinte horas, cero minutos"*.** Después de un minuto, explica que este ejercicio se debe de hacer todos los días, porque desde que uno nace va agotando el agua, que es la vitalidad.

Luego pide que se masajeen con las yemas de los dedos las **NALGAS,** buscando puntos dolorosos. Prosigue:

- Démosles palmaditas- explica su patología- Las nalgas cuando están contraídas pueden expresar tensión, el miedo como conflicto emocional o problemas sexuales. Muy bien -suspende su argumentación y prosigue con otra parte del cuerpo-Ahora vamos a trabajar la decisión y a prevenir la ira y la hiperactividad.

Con la punta de los dedos en la **BOCA DEL ESTÓMAGO,** en el borde de las costillas, en la espiración inclinamos el tronco, metemos los dedos hasta donde más podamos. Hacemos este ejercicio por varias veces, ojalá en ayunas. **El** estómago distribuye las emociones, por eso se recomienda, preferiblemente después de una comida, el dulce (el postre).

Prosigamos con el **OMBLIGO,** llamado "El Palacio de las Emociones", del ánimo y del espíritu. En este punto energético, están representados mis apegos: que el carro, la casa, mi novia, el esposo... masajeémoslo en círculos, y vamos ampliándolos hasta cubrir todo el abdomen. Trabaja todas las emociones, como rabias, sicosis, tristezas, miedos... Por ejemplo, cuando estén en un banco desesperados porque hay mucha gente y la fila está lenta, lleven la respiración hasta el abdomen y masajeen el estómago por sólo treinta segundos y verán el cambio de actitud frente a esta situación, u otra de similares características. Para concluir con el estómago, empuñemos las manos y démosle suavemente al abdomen como si fuera un tambor.

Muy bien. Ahora con las mismas manos empuñadas, vamos a empezar con el masaje de las **PIERNAS**: démosles golpecitos a los muslos hacia abajo hasta antes de llegar a la rodilla. Canal de estómago. Masaje que podemos hacer para recuperar la solidaridad. Por la parte lateral, por la costura del pantalón, vesícula biliar, para prevenir la ira. Por detrás de las nalgas hacia abajo, vejiga, para los miedos.

En esta parte del ejercicio, el médico se sienta y los talleristas hacen lo mismo. Prosigue con su explicación:

Ahora de las rodillas hacia arriba por la parte interior, hígado, bazo páncreas y riñón, que trabajan la decisión, la reflexión y la responsabilidad. Este masaje lo realizamos presionando con el pulgar la parte interior del muslo. No es conveniente para mujeres en embarazo porque puede causar aborto. Como ya habíamos masajeado las rodillas, entonces vamos con la parte lateral de las piernas: vesícula biliar que trabaja la decisión junto con el hígado. Ya saben que una forma de trabajar la decisión es el ayuno. Hagan ayunos cortos, no necesitan ser largos, y verán cómo se va clarificando el pensamiento. ¿Cierto que cuando uno tiene rabia, muy sabiamente y sin darse cuenta, "pelea" con la comida?

¡Claro!, mi cuerpo necesita estar liviano para tomar una decisión. Posteriormente seguimos con los pulgares masajeando por detrás, canal que representa la vejiga, y que trabaja la identidad, la voluntad divina y la sabiduría. Equilibra la energía del riñón. Proseguimos por la parte de adelante, de los tobillos hacia arriba, sobando la pierna, trabajamos bazo páncreas. Canal de energía muy importante para tratar úlceras, gastritis, hipoglicemias y diabetes. Pero lo más importante, es el siquismo que maneja: en trastornos del comportamiento ayuda a que las personas se centren. Cuando uno está muy acelerado, y sobre todo muy desubicado en la vida, este ejercicio me centra. Lo mismo si terminó una meditación, siento que estoy muy volado, hago este ejercicio. Pero la clave es que, es excelente en problemas del comportamiento. Muy bueno para los niños hiperactivos.

Rápidamente hagamos tobillos, puesto que ya lo habíamos hecho. Luego con el puño damos golpecitos en las plantas de los pies.

Por último, frotamos las manos para cargarnos de energía: damos golpecitos en todo el cuerpo. Vamos a seducirnos y a volvernos narcisos. Doy gracias al Padre y a la vida porque tengo pulmones para respirar, manos para abrazar, labios para besar, pies para caminar. Me encanto porque soy un canto. Retiro las manos del cuerpo a cinco centímetros y masajeo el campo áurico.

Para concluir con el AUTOMASAJE, hago un resumen desde el siquismo: el que tiene miedo y ha perdido su identidad, se puede enfermar del sistema genitourinario, huesos, cerebro, cabello, dientes, médula espinal. El que tiene malestar con la vida, rabia con la vida, se puede enfermar del hígado, la vesícula biliar, fiebre, inflamaciones, malos olores, ojos, enfermedades autoinmunes, alergias, rasquiñas, accidentes de tránsito, enfermedades de los músculos, tendones y uñas. A quien le falta alegría de vivir, puede sufrir de todas las enfermedades del sistema circulatorio, como moretones, presión arterial alta o baja, várices y cardiopatías. La obsesión puede producir úlceras, gastritis, hipoglicemia, diabetes, flujos vaginales, problemas con el gusto. El que tiene problemas con el pasado, puede sufrir de constipación porque es tacaño con el amor, lo mismo que todos los problemas relacionados con el colón, el pulmón, el sistema respiratorio y la piel.

En conclusión, vivimos enfermos porque nos hemos enseñado a convivir con las enfermedades, entre otros motivos porque es un negocio. No le sigamos echando la culpa de la enfermedad a los años, Vivir no puede convertirse en un atentado contra la salud.

El doctor se levanta e invita a los asistentes a realizar el Chi Kun de la Fe. Posteriormente se sienta y asume una posición corporal y mental de silencio. Se oye el sonido de la palmada fuerte y seca anunciando el final del taller. Solicita una comisión de aseo. Se dirige hacia la puerta para despedirse de los asistentes. Carlos Alberto da las gracias al médico... y a partir de las vivencias relatadas anteriormente, se dirige a su casa para escribir el primer libro de "El Doctor sana que sana colita de rana, un Médico que sana con la palabra...".

CONTENIDO

Jorge Alonso Gil Henao

Nació el 16 de julio de 1958 en la población de Yarumal.
Viene a Medellín en noviembrede 1979 a estudiar a
la facultad de medicina de la Universidad de Antioquia
y se gradúa como médico y cirujano en agosto de 1988.

Durante su carrera se le diagnostica un glaucoma congénito
de expresión tardío que lo lleva, seis años después de ser
diagnosticado, a la ceguera total.

Esta experiencia revoluciona y transforma su existencia,
conduciéndolo a trabajar la medicina integral e incursionar en
el trabajo de la polaridad, la palabra y la sanación con las
manos.

Conocimientos que ha compartido con la comunidad desde
hace años.

Sobre el autor

Carlos Alberto Ochoa Gómez

Nació el 28 de diciembre de 1960
en el Municipio de Envigado (Antioquía).

Es egresado de la Universidad Pontificia
Bolivariana, facultad de Comunicación
Social y Periodismo en el año 2001.

Es autor de varias publicaciones como:
"Sin Memoria", "Conmemoración" "Lázaro",
"Pajares a Volar, Peces a Nadar y
Hombres a Vivir" y "Pajas para Construir
un Nido"